AF403395

DE
L'ÉTRANGLEMENT
INTERNE

MÉMOIRE COURONNÉ PAR L'ACADÉMIE IMPÉRIALE DE MÉDECINE

(Prix Portal, 1859.)

—

MENTION TRÈS-HONORABLE.

—

Par M. le docteur HOUEL,

Conservateur du musée Dupuytren.

PARIS

IMPRIMERIE DE A. HENRY NOBLET,

30, RUE DU BAC, 30.

—

1860

L'ÉTRANGLEMENT INTERNE [1]

DÉFINITION. — Une grande confusion existe dans les ouvrages sur la véritable signification que l'on doit donner à *l'étranglement interne*, et par conséquent sur la nature de la lésion que l'on doit comprendre sous cette dénomination. Cette confusion vient surtout du point de vue auquel se sont placés les auteurs : les uns se sont préoccupés davantage des symptômes, les autres de l'anatomie pathologique, qui peut seule nous donner une définition exacte de cette question. Aussi beaucoup de médecins et même de chirurgiens regardent comme synonyme d'étranglement interne les mots *ileus volvulus*, *passion iliaque*, *colique de miserere mei* et d'*obstruction* intestinale.

Certains anatomo-pathologistes, envisageant la question d'une manière à la fois trop générale et trop restreinte, n'admettent comme *étranglement interne* que l'*occlusion complète* de l'intestin, sans tenir compte de la cause.

Les auteurs du *Compendium de médecine* définissent l'étranglement interne « *tout obstacle complet au cours des matières, produit* « *à l'aide d'une intervention active de l'intestin, c'est-à-dire des* « *mouvements physiologiques dont l'intestin est doué, ou d'un dé-* « *placement congénital ou accidentel d'une portion intestinale.* » Ces auteurs excluent ainsi par leur définition les rétrécissements de l'intestin grêle, les occlusions produites par la compression exercée par une tumeur abdominale sur un point de l'intestin, par un rétrécissement organique fibreux cancéreux, etc., les oblitérations dues à un calcul intestinal, à un calcul biliaire, un corps étranger quelconque, l'intestin ne jouant dans ces cas qu'un rôle passif.

(1) La question posée par l'Académie était ainsi conçue : « Anatomie pathologique des « étranglements internes et conséquences pratiques qui en découlent; c'est-à-dire : étude « comparative des diverses espèces d'altérations organiques (hernies exceptées) qui « mettent obstacle au cours des matières alvines; symptômes et signes qui permettent « de les distinguer entre elles et de leur appliquer le traitement le plus convenable. »

ÉTRANGLEMENT INTERNE.

M. Rieux (*Thèse*, faculté de Paris, 1855, n° 128) pense qu'une bonne définition de l'*étranglement interne* doit tenir compte de ces deux faits principaux, l'absence de hernie et le rétrécissement du calibre de l'intestin, d'où naissent les accidents formidables de rétention des matières. Il propose donc de comprendre sous le nom d'*étranglement interne toutes les fois qu'en un point quelconque d'un intestin non hernié ou ayant cessé de l'être, il y aura une constriction accidentelle suffisante pour mettre obstacle au cours des matières fécales.* Cette définition se rapproche beaucoup de celle des auteurs du *Compendium de médecine*, puisque, comme ces derniers, **M.** Rieux distingue de l'*étranglement interne* l'*obstruction*, quelle qu'en soit la cause, et exclut aussi les corps étrangers, les polypes, les tumeurs cancéreuses, etc. Elle en diffère cependant en ce qu'elle ne réserve pas à l'intestin le rôle actif que lui attribuent **MM.** Monneret et Fleury, et cela d'une manière exclusive.

Restreignant ainsi la question, il m'aurait paru beaucoup plus exact de se renfermer dans la véritable signification du mot *étranglement interne* ; c'est-à-dire de ne comprendre sous cette dénomination que l'étranglement de l'intestin non hernié ou ayant cessé de l'être, situé dans la cavité abdominale et produit par une bride, quelle qu'en soit l'origine, qui, en circonscrivant une ou plusieurs anses intestinales, ou bien seulement une partie d'une anse, met obstacle ou gêne seulement le cours des matières fécales. C'est également cette manière de voir qu'a adopté **M.** le professeur Nélaton dans ses *Éléments de pathologie,* t. 4, p. 459. Le rôle actif appartient dans cette définition exclusivement à la bride, agent constricteur analogue à celui qui se rencontre dans les hernies. C'est ainsi, si cela m'avait été permis, que j'aurais circonscrit ma définition.

Mais l'Académie a voulu qu'on donnât plus d'extension à l'*étranglement interne*, puisque, sous l'expression de *conséquences* pratiques qui découlent de ces étranglements (les hernies exceptées), elle a compris toutes les *altérations anatomiques* qui mettent obstacle au cours des matières alvines. Je ne dois donc pas m'attacher plus longtemps à chercher une définition qui m'est donnée par les termes mêmes de la question. Avec quelques auteurs, je comprendrai sous le nom d'*étranglement interne un ensemble d'accidents causés par un obstacle mécanique à la circulation des matières alvines et résultant d'altérations anatomiques.*

Cette maladie était connue d'Hippocrate; mais il faut arriver aux temps modernes pour trouver l'indication précise des lésions qui peuvent produire l'*étranglement interne*.

La science est aujourd'hui riche d'observations qui se rapportent à la question que je me propose d'examiner ; un assez bon nombre de monographies ont même été publiées, et surtout dans ces dernières années. Mais, comme tous les auteurs sont loin d'avoir envisagé la question d'une manière aussi large que l'a entendu l'Académie ; pour ne pas faire de nombreuses répétitions, je me vois dans l'obligation de ne point faire ici d'article bibliographique général. J'aurai soin, à l'occasion de chacune des causes principales d'*étranglement interne*, d'indiquer autant que possible les observations qui les établissent et les auteurs qui me paraissent les avoir le mieux décrits. Par ce moyen, le lecteur sera mieux à même de saisir la part que chacun a prise, et le point qu'il a concouru spécialement à élucider.

ANATOMIE PATHOLOGIQUE.

Classification des diverses espèces d'étranglement interne.

L'étranglement interne, tel que je l'ai défini, étant une affection très-complexe, reconnaît pour cause anatomo-pathologique des lésions bien diverses ; d'où résulte la nécessité d'établir des subdivisions en rapport avec chacune des variétés principales.

J'ai dit plus haut les raisons qui ont été cause des dissidences des auteurs dans leurs essais de classification , je n'y reviendrai pas ici ; je rappellerai en quelques mots seulement les classifications les plus importantes ; après quoi j'établirai celle que je me propose de suivre dans ce travail.

M. Gresset (*Thèse*, 1805, n° 221, *Recherches sur la passion iliaque*) admet dix espèces d'étranglements internes, qu'il énumère d'après les causes, d'une façon arbitraire, sans lien commun.

M. Andral (*Précis d'anat. path.*), divisant également les étranglements d'après les causes, les a distingués en deux catégories : la première comprend les lésions qui proviennent du péritoine et sont partagées en cinq classes ; la seconde, celles qui proviennent du tube digestif lui-même , et sont partagées en six classes. M. Bonnet (*Thèse*, 1830), examinant les formes de l'*étranglement interne*, en a établi cinq espèces, à savoir : 1° par brides épiploïques et celluleuses ; 2° par adhérence de l'appendice cœcal ; 3° par diverticulum ; 4° par déchirures à travers l'épiploon et le mésentère ; 5° étranglement dans une cavité naturelle. Cette espèce comprend la variété d'étranglement herniaire dans laquelle le sac étranglant par son collet, est rentré à la suite du taxis.

M. Jobert de Lamballe (*Traité des maladies chirurgicales du canal intestinal*, t. 1, p. 448, 1829) admet trois classes d'étranglement interne : 1° par réduction d'un sac herniaire rentré après des efforts de taxis ; 2° par formation de brides nouvelles, fausses membranes, etc. ; 3° par rupture de l'épiploon et du mésentère, à travers laquelle passent ensuite les organes.

Dupuytren (*Leçons orales de clinique*, chap. III, édit. 1839, t. 3) admet 17 espèces d'étranglement interne.

Les auteurs du *Compendium de médecine*, comprenant dans leur définition le *volvulus*, mais excluant en grande partie l'invagination, admettent les quatre variétés suivantes : 1° étranglement interne par suite d'une disposition anormale congénitale, d'un vice de conformation ; 2° par suite d'une disposition accidentelle des organes, ceux-ci offrant d'ailleurs la condition normale de structure ; 3° par suite de productions morbides nouvelles ; 4° par suite d'ouvertures accidentelles.

M. Rokitansky admet trois catégories d'étranglements internes : 1° par rétrécissement ou oblitération de l'intestin comprimé par une autre portion de l'intestin ou son mésentère ; 2° étranglement rotatoire ; 3° étranglement par des liens, anneaux, fentes ou brides, etc.

M. Raige-Delorme (art. *Volvulus*, Dict. en 30 vol.), qui admet comme synonyme d'étranglement interne les mots *volvulus* et *ileus*, distingue quatre ordres de causes qui peuvent donner lieu aux symptômes d'iléus : 1° l'étranglement ; 2° l'invagination ; 3° les corps étrangers ; 4° le rétrécissement organique de l'intestin.

M. Beaugrand (*Recherches pour servir à l'histoire de l'iléus ou étranglement interne. Journal des connaissances médicales pratiques et de pharmacologie*, 1853, p. 301 et suiv.) établit également trois catégories d'étranglement interne : 1° la cause résidant dans l'intestin ; 2° la cause résidant dans les parois de l'intestin lui-même ; 3° la cause résidant en dehors du point étranglé.

Il me suffit de rapporter ces quelques essais de classification pour montrer les dissemblances qu'elles offrent entre elles, dissemblances qui tiennent, comme je l'ai déjà dit précédemment, plutôt à la manière dont les auteurs ont envisagé la question qu'à des différences capitales dans le mode de production des étranglements internes. Il est même un certain ordre de lésions anatomo-pathologiques qui se rencontrent dans tous les articles, parce qu'elles rentrent dans toutes les classifications.

L'Académie, comprenant dans la définition de la question qu'elle a posée toutes les espèces d'*altérations organiques* qui (les hernies exceptées) mettent obstacle au cours des matières alvines et donnent lieu aux accidents formidables de rétention des matières, je diviserai les *étranglements internes* en quatre classes principales, dont chacune comprendra un certain nombre d'espèces ou variétés ; je distinguerai donc d'abord : 1° les *étranglements internes congénitaux;* 2° les *étranglements internes, suite d'altérations organiques,* dont la cause réside dans les parois de l'intestin lui-même ; 3° les étranglements internes produits par la présence d'un corps étranger qui obstrue l'intestin ; 4° les *étranglements internes proprement dits* qui s'effectuent par brides, déchirures, etc.

PREMIÈRE CLASSE.

Étranglements internes congénitaux.

Je ne comprendrai point, avec certains auteurs, dans cette classe les étranglements internes observés chez l'adulte, et résultant d'un diverticulum anormal qui plus tard est devenu la cause de la striction. Ces étranglements internes par suite de diverticulums congéniaux anormaux, que l'on observe chez l'adulte, étant de tout point identiques à ceux qui se sont produits par l'appendice iléo-cœcal, seront décrits dans la troisième classe et dans la variété à laquelle ils se rapportent. Je ne parlerai point non plus ici de ces imperforations du rectum, avec ou sans ouvertures anormales dans les cavités voisines, et qui forment certainement des vices de conformation très-intéressants, mais qui appartiennent à l'anatomie pathologique de ces ouvertures et ne constituent point de véritables étranglements internes.

Je réserverai cette classe à des cas beaucoup plus rares de lésions intestinales congénitales, dans lesquelles l'intestin rétréci ou interrompu, non plus à ses orifices, mais dans une partie de sa longueur et alors inaccessible au toucher, détermine chez l'enfant, au moment ou quelque temps après la naissance, de véritables symptômes d'étranglement interne. Jusqu'à présent, les faits de ce genre, publiés dans la science, sont peu nombreux; je n'ai pu en trouver que neuf; ils sont de date assez récente, puisque le premier remonte à l'année 1825. Afin de faciliter les recherches de ceux qui voudraient compléter ce travail, je donnerai pour chaque classe un résumé très-succinct des observations qui ont servi à l'établir.

Oᴃs. I. — L'enfant, qui a vécu dix jours, a été pris à des époques plus ou moins rapprochées d'accidents de rétention, de vomissements de matière fécale. On crut à un étranglement interne; mais comme les accidents disparaissaient momentanément, on ne pouvait se faire une idée exacte de leur cause.

Autopsie. — Le duodenum passait par-dessus le colon transverse, autour duquel il formait une anse qui tirait en haut le cœcum. L'intestin grêle, un peu au-dessus du cœcum, présentait un double étranglement autour d'une bride du mésentère. Il y avait donc au-dessous du mésentère trois étranglements. (M. Gendrou, *Arch. gén. de méd.*, 1825, t. 8, p. 494.)

Oʙs. II. — L'enfant, qui a vécu peu de jours, a constamment vomi depuis sa naissance jusqu'à sa mort.

Autopsie. — Il existait un rétrécissement congénital du duodenum; la première portion de cet intestin admettait à peine un stylet de trousse très-effilé. (M. Guyot, *Soc. anat.*, 1829 t. 4, p. 71.)

Oʙs. III. — Cette petite fille, qui a vécu dix jours, n'a point rendu de méconium; vomissements de matière jaunâtre. L'abdomen, qui était tendu, était sonore à la pression.

Autopsie. — A 70 centimètres du pylore, l'intestin grêle se rétrécissait brusquement, et à son intérieur existait une légère saillie en forme de valvule, qui n'obturait qu'incomplétement la cavité. Au-dessous existait un second rétrécissement très-brusque; l'intestin à ce niveau était réduit au volume d'un gros fil et était complétement oblitéré. Ce cordon imperforé avait une longueur de 2 centimètres. (M. Thore, *Soc. anat.*, 1842, t. 17, p. 219.)

Oʙs IV. — L'enfant, qui a vécu quatre jours, n'a point eu de selles, il vomissait du méconium; le ventre était douloureux et ballonné.

Autopsie. — La partie inférieure de l'iléon traverse de gauche à droite un hiatus arrondi, à bords lisses, que présente le mésentère; l'intestin se contourne ensuite un certain nombre de fois sur lui-même, après quoi il repasse par le même hiatus, mais alors de droite à gauche; les autres parties de l'intestin sont normales. Dans ce passage à travers l'ouverture mésentérique, l'iléon n'était point comprimé; mais l'inspection anatomique montra, au niveau du tiers inférieur avec les deux supérieurs, une oblitération complète. (M. Blot, *Soc. anat.*, 1849, t. 24, p. 120.)

Oʙs. V. — Cet enfant, qui a vécu deux jours, rendait tout ce qu'il prenait et n'avait point eu d'évacuations alvines.

Autopsie. — A partir du cœcum, le gros intestin jusqu'au rectum était très-rétréci, il avait tout au plus le volume d'un fort tuyau de plume. L'iléon, dans ces trois ou quatre derniers pouces, était rétréci et avait le volume d'une plume de corbeau; il admettait à ce niveau à peine un stylet. (M. Schüz, *G. méd.*, Paris, 3ᵉ série, t. 5, p. 628, 1850.)

Oʙs. VI. — Cet enfant, qui n'avait point eu de selles depuis sa naissance et vomissait du méconium, mourut à la suite d'une tentative d'anus contre nature.

Autopsie. — L'iléon près de son insertion au cœcum, dans une étendue de quatre ou cinq centimètres, était transformé en un cordon fibreux; il n'y avait aucune communication entre l'intestin grêle et le gros intestin. (M. Depaul, *Soc. anat.*, 1856, 2ᵉ série, t. 1, p. 103.)

Oʙs. VII. — Mêmes symptômes que le précédent; même opération.

Autopsie. — Il existait une oblitération de l'intestin grêle vers le niveau du point de jonction du jejunum et de l'ileum ; ce dernier était transformé en cordon fibreux. (M. Depaul, *Soc. anat.*, 1856, 2ᵉ série, t. 1, p. 103.)

. Obs. VIII. — Cette petite fille, qui a vécu deux jours, a commencé à vomir, une heure après sa naissance, un liquide verdâtre siripueux.

Autopsie. — L'intestin grêle se terminait subitement en ampoule et était séparé du gros intestin par un espace d'un travers de doigt ; il était relié à l'appendice iléo-cœcal, par un tissu celluleux mince et transparent. (M. Charrier, *Soc. anat.*, 1858, 2ᵉ série, t. 3, p. 237.)

Comme on peut le voir par le résumé des huit observations précédantes que j'ai rangées par ordre chronologique, l'enfant est assujetti aux mêmes lésions que l'adulte ; la marche des accidents et les caractères anatomo-pathologiques établissent bien dans ces faits l'existence d'un étranglement interne congénital. Dans la plupart des cas, la maladie a même été diagnostiquée ainsi.

La nature de la légion est seulement différente de celle que l'on observe chez l'adulte ; chez ce dernier, il est rare que l'obstruction intestinale résulte d'une oblitération pure et simple de ce canal ; presque toujours, comme nous le verrons plus loin, elle est la conséquence d'une ulcération cicatrisée, d'un lien plus ou moins serré, d'une déchirure du mésentère, de l'épiploon, etc. Chez l'enfant, à la naissance, ces lésions sont rares, si elles existent.

C'est donc presque toujours, si ce n'est toujours, à un rétrécissement simple ou bien à la transformation fibreuse du canal intestinal, que chez le fœtus doivent être rapporteés les lésions anatomiques qui déterminent les étranglements internes ; cette disposition existait en effet dans nos huit observations. Dans deux, nᵒˢ 1 et 4, on pourrait bien invoquer une autre cause, mais la principale est certainement le rétrécissement fibreux.

Blandin (*Anatomie des régions*, 1826, p. 4551), cherchant à expliquer le développement du tube digestif chez le fœtus et à combattre l'opinion de ceux qui admettaient qu'il se développait par deux points qui allaient à la rencontre l'un de l'autre de la bouche à l'anus, opinion aujourd'hui abandonnée, dit qu'il possédait dans sa collection un fœtus qui avait deux interruptions de l'intestin grêle, l'une complète, sans que chacun des culs-de-sac fût relié par une bride fibreuse ; l'autre était incomplète, et un filament cellulaire très-ténu établissait encore la continuité au niveau de la partie rétrécie. Ce savant chirurgien, renversant une hypothèse qui n'est plus admise aujourd'hui, s'est bien gardé de la remplacer par une autre, et il n'a point voulu, comme on a cherché à le faire à l'occasion de l'observation de M. Charrier, nᵒ 8, rapporter ce pédicule fibreux au rétrécissement, à l'oblitération du pédicule de la vésicule ombilicale. Si quelques observations semblent en effet pouvoir se rattacher à cette interprétation, il en est qui ne peuvent s'y rapporter, telles sont celles de M. Schüz, n° 5, de M. Depaul, n° 4. L'inconstance du siége de l'oblitération et la multiplicité sur le même individu sont certainement les deux arguments qui s'opposent le plus à l'interprétation que je combats.

Le siége de la portion rétrécie n'a rien de fixe, il peut occuper tous les points de l'intestin. Dans notre observation n° 2, c'est le duodenum qui est affecté; mais hâtons-nous de reconnaître cependant que c'est généralement la fin de l'intestin grêle ou le gros intestin qui sont le plus souvent oblitérés ; l'étendue de cette oblitération peut être limitée ; d'autres fois, au contraire, elle occupe une grande longueur ; dans notre observation n° 7, l'iléon, dans sa presque totalité, était oblitéré, et dans l'obs. n° 5, c'était la totalité du gros intestin, à l'exception du cœcum et du rectum. Dans trois observations, n°s 3, 4 et 7, l'oblitération est multiple ; elle est double dans les observations n°s 3 et 4, et triple pour l'obs. n° 1. Dans cette dernière, comme le fait observer M. Gendron dans les quelques réflexions qu'il a placées à la fin de son travail, c'est l'étranglement inférieur de l'intestin grêle qui devait être l'obstacle au cours des matières. Le duodenum comprimait beaucoup plus le colon qu'il n'était comprimé par ce dernier, dans lequel les matières ne pouvaient arriver qu'après avoir franchi le deuxième rétrécissement, qui était de beaucoup le plus important.

DEUXIÈME CLASSE.

Étranglements internes, suite d'altérations organiques des parois de l'intestin.

Cette classe, beaucoup plus importante que la première, est fréquemment la cause d'*étranglements internes;* mais les lésions anatomiques qui donnent lieu à cette terrible affection sont loin d'être toujours identiques : d'où résulte la nécessité d'établir un certain nombre de variétés ou subdivisions. L'étude distincte de ces variétés permettra mieux de faire connaître tous les détails de la question. Je diviserai donc de la manière suivante les altérations de cette classe, et je distinguerai 6 variétés, à savoir :

1° Étranglement interne par suite d'hypertrophie.
2°   —   par suite de l'ulcération de l'intestin.
3°   —   par rétrécissement fibreux spontané.
4°   —   par rétrécissement cancéreux.
5°   —   par torsion de l'intestin.
6°   —   par invagination.

Étranglement interne par suite d'hypertrophie des tuniques intestinales.

L'hypertrophie des tuniques de l'intestin peut être simple, spontanée, résulter d'une cause inconnue, ou bien succéder à un travail pathologique, suite d'inflammation. Cette inflammation reconnaît généralement pour cause une compression vive de l'intestin, sous l'influence de laquelle s'opère ce travail pathologique. Je ne décrirai ici que l'hypertrophie spontanée, de cause inconnue et inflammatoire, mais sans ulcération.

L'*hypertrophie simple* a été admise pour la tunique musculeuse ainsi que pour la tunique celluleuse. Quel qu'en soit le siége, lorsqu'elle est considérable, on conçoit qu'elle puisse rétrécir notablement le tube digestif, assez même pour donner naissance aux symptômes généraux de l'étranglement interne.

L'hypertrophie musculaire morbide et simple du système de la vie de nutrition n'atteint pas également tous les organes ; elle est assez rare pour le canal intestinal. Son siége le plus ordinaire est à la partie supérieure, au niveau de la valvule pylorique. M. Andral, un des premiers en France, a attiré l'attention sur ce point d'anatomie pathologique, et depuis que les études histologiques ont mieux fait connaître la structure des tumeurs, elles ont confirmé que certaines d'entre elles, qui étaient regardées comme des squirrhes, n'étaient qu'une hypertrophie des fibres musculaires. Cette augmentation de volume pour le pylore est quelquefois assez considérable pour en rétrécir notablement l'orifice et pour qu'il y ait impossibilité ou au moins de grandes difficultés aux substances contenues dans l'estomac de pénétrer dans l'intestin. Lorsqu'une hypertrophie de l'intestin donne lieu à un étranglement interne, elle siége ordinairement sur un point limité de la longueur de ce canal, et il faut qu'elle soit assez prononcée pour en déterminer le rétrécissement et mettre ainsi un obstacle au cours des matières alvines. Les faits de cette nature sont rares, et j'avoue n'en avoir jamais observé ; mais la science en possède quelques exemples que je vais mentionner.

A. Étranglement par suite d'hypertrophie simple de la tunique musculeuse de l'intestin.

C'est à M. Nélaton que j'emprunte ces faits, et ils sont au nombre de trois (*Éléments de pathologie chirurgicale*, t. IV, p. 459 et suiv.). Un seul lui est personnel, les deux autres ont été dessinés d'après les pièces déposées au musée de Hunter. Ces trois faits constituent autant de variétés différentes d'hypertrophie, et à eux seuls ils permettent de faire l'histoire de cette redoutable lésion. Je dois à l'obligeance de M. Germer-Baillière, qui a bien voulu me confier les bois, de pouvoir en reproduire ici les dessins. La première de ces observations, déposée dans le musée de Hunter, sous le n° 1266 (*Voyez fig.* 1.), est relative à une hypertrophie circonscrite latérale de la tunique musculeuse, qui fait un relief considérable à l'intérieur de l'intestin et le rétrécit notablement; sur le point culminant de la tumeur, la muqueuse était ulcérée. J'ai le regret de n'avoir point vu la pièce; mais, en examinant avec soin les détails présentés par M. Nélaton, ainsi

(Fig. 1.)

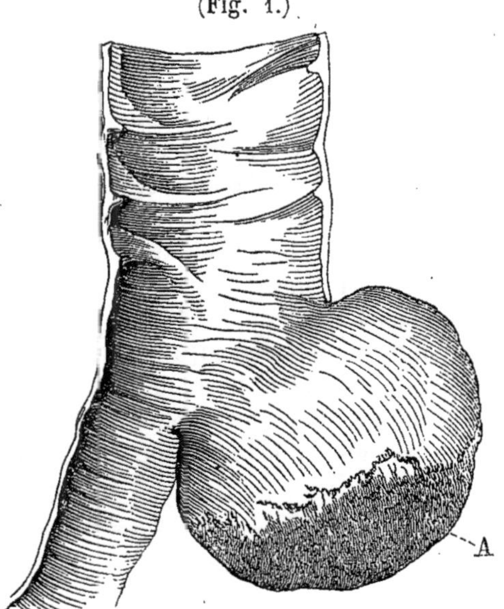

que le dessin qu'il donne de la pièce, je ne sais si véritablement on doit rapporter cette tumeur à une hypertrophie musculaire. Je croirais plus volontiers qu'elle appartient aux hypertrophies celluleuses. En effet, on comprend difficilement que les fibres musculaires de l'intestin s'hypertrophient sur un point de leur longueur, tandis que les autres parties restent normales; tous les faits connus d'hypertrophie musculaire s'opposent à cette manière de voir, et avant d'admettre comme démontré un fait aussi exceptionnel, des détails plus circonstanciés de cette pièce me paraissent donc nécessaires (1).

L'hypertrophie circulaire limitée à une partie des fibres musculaires de l'intestin et assez marquée pour déterminer un rétrécissement notable, se conçoit facilement. Le fait rapporté par M. Nélaton est digne d'un grand intérêt, et sur cette pièce la lésion est complexe. Le malade avait éprouvé tous les symptômes d'une hernie étranglée, et à l'autopsie on trouva, à deux travers de main au-dessus de l'iliaque, un rétrécissement circulaire formé par l'hypertrophie de la tunique

(1) Depuis la rédaction de ce travail, M. le professeur Nélaton a bien voulu me donner, sur cette pièce et la troisième observation, des renseignements qui ne peuvent me laisser aucun doute sur la nature hypertrophique de la lésion. Mais comme ce Mémoire a été envoyé pour le prix Portal, je n'ai point cru devoir en changer la rédaction.

musculeuse, surmonté d'une petite tumeur pédiculée qui me paraît être un
polype, et qui dans certains mouvements
pouvait oblitérer complétement l'orifice
rétréci de l'intestin, ce dont on s'est as-
suré à l'autopsie (*Voyez fig. 2.*); ce fait
est le plus complet que je connaisse, le
seul même de ce genre.

La troisième observation d'hypertrophie musculaire rapportée par **M.** Nélaton, et dont le dessin a été emprunté à
une pièce du musée de Hunter, déposée
sous le n° 1378, est relative à une hypertrophie avec invagination. Le dessin dont
je place ici une copie (*Voyez fig. 3.*) ne
donne qu'une idée insuffisante de cette
pièce. Au lieu de rapporter cette al-
tération à une hypertrophie musculaire, je la considère plutôt comme
un exemple d'invagination intestinale, avec polype situé au som-

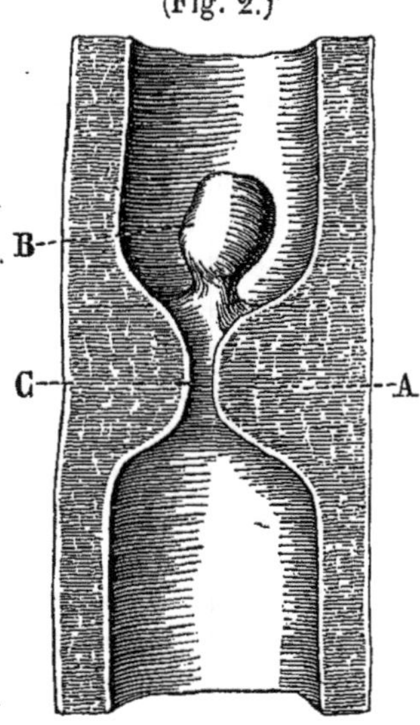

(Fig. 2.)

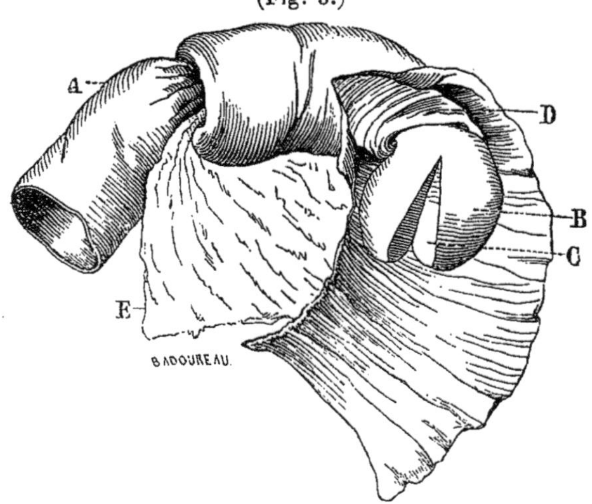

(Fig. 3.)

met du boudin de l'invagination, qui me paraît être la lésion dominante.

B. *Etranglement interne par suite d'hypertrophie cellulaire*
des parois de l'intestin.

Cette lésion, quoique rare, paraît cependant plus commune dans
l'intestin grêle que l'hypertrophie musculaire. M. Andral adme

qu'elle est généralement limitée, et elle constitue alors une tumeur qui peut être bornée à un côté de l'intestin, à l'intérieur duquel elle fait saillie, et la première observation de M Nélaton que j'ai rapportée me paraît appartenir à cet ordre de lésions. L'hypertrophie peut aussi occuper tout le pourtour de l'intestin, et le dessin que j'emprunte à l'ouvrage de M. Nélaton, et qu'il a pris au musée de l'hôpital Saint-Thomas, à Londres, sous le n° 86 (*Voyez fig. 4.*), est regardé par ce chirurgien comme un excellent spécimen. Le rétrécissement consécutif à cette altération, se faisant lentement et progressivement, présente généralement une intermittence très-marquée dans les symptômes d'obstacles au cours des matières, et par conséquent de l'étranglement interne; mais, après chaque intermittence, les accidents vont toujours en s'aggravant, jusqu'à la mort du malade.

(Fig. 4.)

C'est dans l'âge moyen de la vie que se développe le plus souvent l'hypertrophie du tissu cellulaire sous-muqueux; cette affection, quoique rare dans l'enfance, a cependant été observée par M. Andral (*Précis d'anatomie pathologique*). Billard rapporte l'observation d'un enfant qui a succombé six jours après sa naissance, et chez lequel on a trouvé à l'autopsie les parois de la fin de l'iléon et du colon très-épaissies, et cet épaississement était entièrement dû à l'hypertrophie du tissu cellulaire sous-muqueux. Mais, pour que tous ces faits aient une valeur réelle comme maladie essentielle, il faut bien s'assurer qu'il n'a pas existé à ce niveau une ulcération quelconque; autrement ce tissu pourrait être regardé comme une cicatrice et appartiendrait à l'ordre de lésion suivant.

DEUXIÈME VARIÉTÉ.

Étranglement interne par suite d'ulcération de l'intestin.

Chaque fois qu'un canal présente une solution de continuité, quelle qu'en soit l'origine, la cicatrice consécutive qui en établit la guérison est toujours suivie d'une perte de capacité plus ou moins considérable qui gêne le cours des matières. L'intestin, qui, par sa structure essentiellement membraneuse, semblerait devoir rentrer dans cette loi anatomo-pathologique, y échappe cependant quelquefois. En effet, la cicatrisation de ces plaies ne s'effectue point toujours comme pour le tégument externe ; M. Cruveilhier (*Traité d'anatomie pathologique,* avec atlas, t. 2) établit que les bords de la muqueuse intestinale restent souvent distincts de la cicatrice, que l'extensibilité de la muqueuse n'est point mise en jeu comme pour la peau, et que le tissu cicatriciel est très-mince, tellement ténu même quelquefois, que l'on voit la tunique musculeuse comme à découvert. Brendt (*Gaz. méd. de Berlin,* 1855) partage cette même manière de voir, car il dit que les ulcérations intestinales guérissent, non par des granulations qui s'élèvent du fond, mais par le recollement de leurs bords aux parties sous-jacentes; d'où résulte que ces cicatrices sont déprimées. Elles ne présentent pas toujours cependant ce caractère ; M. Cruveilhier, à la fin du travail que je viens de citer, dit qu'il existe des exceptions ; que dans certaines cicatrices il a trouvé des preuves non équivoques d'une attraction des parties voisines de la perte de substance. Le tissu cicatriciel, comme l'a établi Delpech, aurait alors ici la même propriété que dans les autres organes, et si la perte de calibre de l'intestin est assez notable pour ne laisser passer qu'avec difficulté les matières, les malades éprouvent immédiatement les symptômes de l'iléus, de l'étranglement interne.

On comprend, d'après ces considérations générales, que toutes les cicatrices de l'intestin ne sont point suivies de rétrécissement ; mais cette lésion est encore assez fréquente pour qu'on soit en droit de s'étonner de ne rien rencontrer à ce sujet dans les auteurs anciens. Ainsi, dans le *Sepulchretum* de Bonnet et dans Morgagni, on ne trouve rien qui soit relatif aux rétrécissements intestinaux.

M. Tardieu (*Soc. anat.,* 1840, p. 543), à l'occasion d'un rapport sur une observation de M. Ossipowski, que je rappellerai plus loin, constate aussi la pénurie des faits que possède la science sur cette question, et, après avoir rappelé les travaux de M. J. Erhard (*Dissertatio iena,* 1746), de G. Ludwig et Erdmann (*de Causis obstructionis alvinæ,* Præs. Christ. Gottl. Ludwig et Christ., Lipsiæ, 1770), de M. Cruveilhier (*Anat. path.,* avec pl., X[e] liv., pl. 4, f. 2); de M. Corbin (*Arch. gén. de Méd.,* 1850, t. XXIV, p. 214, et 1851, t. XXV, p. 36), il cite, pour compléter son historique, une leçon faite par M. Gendrin à la Faculté de médecine de Paris, en décembre 1859, pour un concours de pathologie interne, leçon dans laquelle ce médecin s'est exprimé ainsi :

« Des ulcères intestinaux laissent à leur suite, après guérison, un « tissu de cicatrice appelé inodulaire par Delpech, et qui, par la « coarctation qu'il exerce, peut amener l'obturation de la lumière de « l'intestin. Delpech a consigné dans le *Mémorial du Midi* un fai'

« de ce genre, où le rétrécissement était dû à la crispation de l'in-
« testin. »

Plusieurs ordres de lésions essentiellement différentes peuvent donner lieu aux solutions de continuité intestinales ; il importe donc de
les examiner séparément et de constater leur plus grande fréquence
relative dans la production de cette terrible maladie, qui, dans tous ces
cas, a le grand caractère commun d'être le résultat d'une cicatrice. Les
solutions de continuité intestinale peuvent résulter d'une contusion,
d'une plaie, d'une inflammation ulcérative, d'une striction un peu vive
qui sectionne quelques unes des tuniques. Je vais examiner séparément la part que chacune de ces altérations prend dans la production
des étranglements internes.

1° *Étranglement interne cicatriciel par suite de plaies et de contusions.* Les plaies cicatricielles, suite de contusions violentes ou produites
par un instrument piquant ou tranchant, sont rares dans l'intestin, car
presque toujours ces plaies déterminent des accidents de péritonite et
d'épanchements de matières dans la cavité abdominale. Ces épanchements sont rapidement mortels ; aussi dans les auteurs trouve-t-on
peu d'observations de rétrécissements consécutifs à ces lésions. Je
citerai cependant comme exemple de contusion intestinale ayant produit un étranglement interne, le fait de Braillet (*Mém. de l'Acad.
roy. de chir.*, t. IV, p. 231). Cet auteur rapporte l'observation d'un
homme de 65 ans, qui est tombé de cheval sur le pommeau de son
épée ; et à la suite de cette violente contusion il se développa dans
le point frappé, l'ombilic, une douleur assez vive, qui fut au bout
de quatre mois suivie de vomissements opiniâtres, caractéristiques
de l'iléus. L'individu ayant succombé sans qu'on pratiquât la gastrotomie, à l'autopsie on trouva l'intestin jéjunum comme replié
sur lui-même ; il était rétréci dans une étendue de six pouces
environ.

Les plaies de l'intestin n'occupant que rarement la circonférence de
cet organe, en supposant que la mort n'en soit pas la conséquence
immédiate, la cicatrice qui en résultera, quand même elle serait inodulaire, ne devra le plus souvent produire qu'un rétrécissement léger,
qui n'est point un obstacle réel au cours des matières. On peut se de-
mander aussi si, à la suite des sutures intestinales, un rétrécissement
ne pourrait point s'opérer ; mais comme la réunion dans ce cas doit
toujours s'effectuer par première intention, et qu'il y a, quel que soit
le procédé employé, contact immédiat, le tissu inodulaire ne se pro-
duisant que dans une partie très-circonscrite, ne peut exercer sa force
attractive, et les rétrécissements dans ce cas ne sont jamais assez con-
sidérables pour donner lieu aux véritables symptômes de l'iléus. Il

existe dans le musée Dupuytren plusieurs pièces de suture intestinale (n°s 129, 130, 131, 132, 133) opérées par M. Jobert de Lamballe sur des chiens, et le calibre de l'intestin au niveau de la suture, quel que soit le procédé employé, est normal.

2° *Inflammation ulcérative.* L'inflammation simple peut seule, dans certains canaux de petite dimension , déterminer des diminutions de calibre assez notables pour gêner le cours du contenu ; mais dans l'intestin cette diminution, suite d'inflammation, n'est jamais assez considérable pour devenir un véritable obstacle au cours des matières, à moins qu'elle ne soit occasionnée par un anneau qui paralyse plus ou moins complétement les fibres musculaires. M. J.-P. Tessier, dans un mémoire publié dans les *Arch. gén. de méd.,* 1838, t. Ier, p. 302, croit à cette possibilité ; mais, tout en l'admettant avec lui , à moins d'altération des tuniques de l'intestin, comme nous le verrons plus loin, cette diminution de calibre est passagère, elle disparaît avec l'inflammation, et par conséquent ne donne pas lieu à la lésion qui nous occupe ici. Mais il est certaines inflammations symptomatiques qui peuvent déterminer une ulcération de la muqueuse intestinale, et la cicatrice qui s'opère dans ce cas rétrécit assez l'intestin pour gêner, s'opposer même au cours des matières alvines. Ces ulcérations se rencontrent à la suite de la fièvre typhoïde, de dépôts tuberculeux.

Consécutivement à la fièvre typhoïde, on a quelquefois observé des difficultés momentanées au cours des matières ; mais je n'ai pu trouver dans les auteurs, à la suite de ces cicatrices, un cas de rétrécissement assez prononcé pour donner lieu à un véritable étranglement interne. Toujours la cicatrice est déprimée, et la gêne du cours des matières, dans les cas au moins qu'il m'a été possible d'examiner, a été passagère, elle n'a jamais déterminé d'accidents sérieux. Le peu de gravité que j'accorde à ces cicatrices s'explique facilement par l'anatomie pathologique ; en effet, j'ai dit plus haut, en parlant des plaies, qu'en supposant leur guérison possible , une des raisons qui faisaient que leur cicatrice n'était point suivie d'un rétrécissement considérable, c'est qu'elles n'occupaient le plus souvent qu'une partie de la circonférence de l'intestin. Il en est de même pour les ulcérations que l'on observe dans la fièvre typhoïde ; leur plus grand diamètre, comme celui des plaques de Peyer, est paralèlle au grand axe de la cavité intestinale. Le tissu cicatriciel, en supposant qu'il fasse relief à l'intérieur, laisse sur le côté opposé une portion de l'intestin normal, et dont la dilatabilité sera suffisante pour rétablir le cours des matières, quelquefois, il est vrai, avec un peu de difficulté ; mais l'obstacle ne sera jamais assez complet pour qu'il y ait vomissements continus des matières alvines.

Je dois dire cependant, en terminant, que le musée Dupuytren renferme, sous le n° 361 (*lésions du tube digestif*), une portion d'intestin grêle déposée par M. Barth, pour laquelle les renseignements sont incomplets ; il existe sur cette pièce, qui a été prise sur une femme de 45 ans, un rétrécissement circulaire très-prononcé de l'intestin grêle, attribué à une cicatrice de fièvre typhoïde ; c'est à peine si une sonde pourrait franchir le rétrécissement. L'aspect de l'ulcération, qui est planiforme, rappelle assez bien celui des ulcères intestinaux ; mais il serait intéressant que les souvenirs de M. Barth pussent donner plus d'authenticité à ce fait.

Il se produit assez souvent dans l'intestin des ulcérations circulaires qui reconnaissent pour cause une affection tuberculeuse de ce canal. La science possède aujourd'hui un certain nombre de faits de ce genre qui ne permettent plus de les mettre en doute. Je rapporterai à cette lésion l'observation publiée par M. Corbin (*Arch. gén. de méd.*, 1830, t. 24, p. 214) ; elle est relative à un homme de 25 ans, dont les poumons contenaient des tubercules et qui avait éprouvé des vomissements bilieux qui cessaient par intervalle et ont fini par déterminer la mort. A l'autopsie, on trouva un triple rétrécissement de la fin de l'intestin grêle, avec péritonite aiguë, ce qui fait que dans certains points les intestins étaient soudés ensemble. Le premier rétrécissement valvulaire existait à trois pieds au-dessus du cœcum, l'ouverture admettait à peine le bout du petit doigt ; cette valvule avait deux lignes de largeur. Les deux autres rétrécissements situés au-dessous étaient, l'un comme le premier, circulaire ; celui du milieu avait une valvule incomplète.

Dans un second travail (*Arch. gén. de méd.*, t. 25, p. 56), M. Corbin cite un exemple de rétrécissement qui siégeait à deux pieds et demi du pylore ; il était comme le précédent formé par une valvule à bords arrondis, laissant une ouverture d'un diamètre de deux à trois lignes. La valvule était constituée par un tissu fibreux d'anse doublé d'une muqueuse épaissie ; il existait au-dessus plusieurs autres ulcérations non cicatrisées, dont quelques-unes avaient perforé l'intestin. M. Corbin rapporte dans son observation ces ulcérations à l'affection tuberculeuse.

M. Ossipowski (*Soc. anat.*, 1840, p. 339) cite également l'observation d'une femme de 22 ans, malade depuis treize mois, qui éprouvait par intervalle des douleurs abdominales avec gonflement du ventre, accompagnées d'éructations gazeuses. A l'autopsie il constata, à environ 15 pouces au-dessus de la valvule iléo-cœcale, un étranglement brusque du calibre de l'iléon ; c'est à peine si le rétrécissement pouvait admettre une sonde de femme. Il siégeait au niveau d'une ulcération en voie de cicatrisation et qui occupait presque tout le pourtour de l'intestin ; il avait une hauteur de 10 à 11 lignes, et M. Ossipowski, comme cela me paraît être en effet, conclut que cette ulcération résultait de tubercules suppurés. Il me serait facile de multiplier mes citations, les observations de ce genre de lésion sont assez nombreuses dans les recueils, et ceux que je viens de rapporter me paraissent suffisants pour démontrer la possibilité de l'étranglement interne à la suite d'une ulcération tuberculeuse. Comme dans ces cas la lésion se rattache presque toujours à une tuberculisation générale, le doute ne me paraît point permis sur la nature spéciale de l'ulcération. Le nombre de ces étranglements successifs peut être considérable; M. Corbin a compté jusqu'à onze étranglements superposés chez le même individu et correspondant à autant d'ulcérations. Il existe certains cas de rétrécissement qui semblent ne point se rapporter aux deux catégories précédentes, dont la nature me paraît encore à déterminer. M. Reignier (*Soc. anat.*, 1835, p. 9) cite l'observation d'un individu dont le duodénum, à un demi-pouce au-dessous de la valvule pylorique, présentait une ulcération annulaire qui avait rétréci le calibre de l'intestin au point de ne plus laisser passer une plume. La maladie datait de huit ans, et tous les trois ou quatre jours il y avait vomissements d'une énorme quantité de matières alimentaires accumulées dans l'estomac distendu. Ce cas intéressant peut être rapproché de celui rapporté par M. Cruveilhier (*Atlas*, t. 30, pl. 2), et qui résultait d'un ulcère simple chronique.

M. Barth (*Soc. anat.*, 1848) a montré les intestins d'une femme morte à la Salpétrière, qui présentait de nombreuses ulcérations de l'intestin grêle et du gros intestin, dont quelques-unes cicatrisées avaient déterminé à ce niveau un rétrécissement ; la longueur de l'intestin, comme cela a été noté plusieurs fois, était diminuée.

3° *Cicatrice de l'intestin consécutive à la section des tuniques par étranglement.* Les ulcérations et leur cicatrice consécutive avec rétrécissement peuvent aussi, ai-je dit, se produire à la suite de constriction vive de l'intestin; ces faits sont aujourd'hui hors de doute et admis par la pluralité des chirurgiens. C'est généralement à la suite des hernies étranglées que l'on observe ces plaies intestinales par striction.

La question, telle qu'elle est posée par l'Académie, exclut l'étranglement herniaire; mais je ne pense pas qu'il soit entré dans les intentions de ce corps savant d'exclure les étranglements internes suite de lésion intestinale consécutive à un étranglement herniaire, d'autant plus que c'est généralement un temps assez long après l'étranglement que se produit l'iléus.

Depuis longtemps déjà les chirurgiens avaient noté l'existence des symptômes d'étranglements dans les hernies anciennes, sans étranglement réel, ou bien la réapparition des accidents de l'étranglement immédiatement après la réduction des hernies, ou bien enfin un temps plus ou moins long après cette réduction. Ces faits, qui étaient restés inexpliqués, sont aujourd'hui, avec juste raison, rapportés à des étranglements internes consécutifs à la hernie, et c'est pourquoi il m'a paru convenable de les faire rentrer dans ma question.

Quant à la première forme, à l'existence des symptômes de l'étranglement dans les hernies anciennes, sans étranglement réel, on est aujourd'hui convenu de les rapporter à l'inflammation herniaire, qui paralyserait, rétrécirait l'anse herniée ; il pourrait cependant se faire que, dans une hernie ancienne, par suite d'une altération consécutive, lente et progressive de l'intestin, il se produisît une augmentation d'épaisseur des parois, et, par suite, un rétrécissement assez considérable de l'anse herniée, pour déterminer des symptômes d'étranglement qui appartiendraient à l'iléus. Cette disposition paraît avoir, en effet, existé dans une observation rapportée par Garangeot, 1740, 2ᵉ édit., t. I, p. 286. Dans les réflexions qui suivent l'opération, ce chirurgien paraît adopter l'opinion que je viens d'émettre, car il dit lui-même, p. 296 (je cite textuellement) :

« Comme par les différents froissements et inflammations qui
« étaient arrivés à l'intestin dont nous parlons, il s'était considéra-
« blement rétréci ; que ses tuniques avaient acquis plus d'épaisseur ;
« que sa cavité était presque entièrement anéantie, et que toute la cir-
« conférence de cet intestin avait contracté des adhérences intimes
« avec les parties voisines et qu'il semblait ne faire qu'un corps avec
« elles, il suit naturellement que, quand on aurait pu le disséquer sans
« endommager ou l'intestin ou les vaisseaux cruraux, et le remettre
« dans le ventre, sa cavité n'ayant pu permettre le passage des ma-
« tières, les mêmes accidents eussent subsisté, et la malade en fût
« morte. »

Terras J. de Vandermund (t. LXXV, p. 469) en rapporte égale-ment un exemple ; mais l'hypertrophie était peu considérable. Enfin, Pelletan, *Clinique chirurgicale*, t. III, p. 454, cite un malade qui est mort quatre jours après l'opération, avec des symptômes d'étran-glement interne, et chez lequel on trouva à l'autopsie les parois intes-tinales herniées épaissies de six lignes et la cavité presque réduite des deux tiers.

Nous venons de voir, d'après Garangeot, Terras et Pelletan, que l'intestin hernié pouvait devenir le siége d'un travail hypertrophique qui en augmentait les parois et en diminuait le calibre ; cet état ne peut s'opérer que par un travail pathologique assez long ; mais le plus souvent c'est à la suite de constrictions vives et peu prolongées que l'on voit, après la réduction d'une hernie, survenir des symptômes d'étranglement interne, et qui finissent, après un certain temps, par enlever les malades ; il est intéressant d'en rechercher la cause.

Plusieurs théories ont été données pour l'explication de ces faits. J. Hunter, *Traité de l'inflammation*, t. II, p. 102, admet qu'à la suite d'un étranglement herniaire, il peut se produire une obstruction intestinale par de la lymphe plastique qui ferait adhérer la muqueuse.

Cette opinion semble partagée par M. Maunoury (*Thèse soutenue à la Faculté de Paris*, 1819, n° 13, p. 27, et intitulée : *Considérations sur l'étranglement interne du canal intestinal*) : car l'intitulé de sa cinquième espèce d'étranglement est ainsi conçu : « *Etranglement formé par l'adhérence mutuelle de la membrane muqueuse*, » et au commencement de cet alinéa, ce chirurgien s'exprime ainsi : « L'in- « testin longtemps comprimé au lieu de l'étranglement peut diminuer « de diamètre, au point que le cours des matières soit presque inter- « cepté. Le calibre de l'intestin peut même être entièrement effacé. « Si l'on réduit l'intestin dans cet état, il en résultera un étranglement. » M. Maunoury rapporte, à l'appui de cette manière de voir, une ob- servation de Ristch (*Mémoires de l'Académie royale de chirurgie*), dans laquelle, à l'autopsie, on trouva l'iléon rétréci en deux points, aux endroits qui avaient été étranglés par l'anneau, il était comme si on l'avait fortement serré avec une ficelle. *Il y avait adhérence mutuelle des parois de l'intestin*, en sorte que la capacité qui était au-dessus de cette bride n'avait aucune communication avec le reste de la continuité du canal.

Les muqueuses même, lorsqu'elles sont enflammées, ont peu de tendance à adhérer ; presque toujours leur inflammation appartient à la variété suppurative ; il est donc à regretter que J. Hunter, dans le passage cité plus haut, n'ait point été plus explicite, et n'ait pas donné des faits à la suite de son assertion. Dans les observations nombreuses d'étranglements internes, à la suite des hernies que j'ai pu consulter, je n'ai trouvé dans aucune la démonstration sans réplique de cette adhésion pure et simple des muqueuses. Le fait de Ristch ne peut servir à la démonstration demandée ; c'est par un tout autre méca- nisme que nous verrons tout à l'heure que s'opèrent les rétrécisse- ments et même les oblitérations de l'intestin, à la suite d'un étranglement herniaire, comme Pott en rapporte un exemple et dit en avoir observé plusieurs autres.

L'inflammation locale de l'intestin succédant à un étranglement herniaire, ou le précédant, ne produit donc qu'exceptionnellement son adhésion, interne même, si cela existe. Cette inflammation, au contraire, a généralement pour résultat d'altérer, de détruire les membranes internes ou bien les externes. Quel que soit le siége de l'altération, les conséquences définitives sont à peu près identiques ; l'intestin se rétrécit et le malade est pris consécutivement des symptômes de l'étranglement interne. Ces faits ont passé longtemps inaperçus ; mais depuis les progrès de l'anatomie pathologique, comme ils ont été mieux étudiés, un assez bon nombre d'observations d'iléus cicatriciel, à la suite d'étranglements herniaires, existent dans la science, ce qui n'empêche pas les livres classiques d'être peu explicites sur ce point. M. Guignard (*Thèse soutenue à la Fac.*, 1846) a publié un excellent travail dans lequel il a rassemblé plusieurs de ces faits, et mis en évidence les opinions de son maître, le professeur Roux.

Le mécanisme d'après lequel se produisent les rétrécissements à la suite de ces strictions violentes n'est pas toujours identique ; mais il n'est que rarement le résultat d'une inflammation primitivement adhésive, et quand cela existe, au lieu de s'effectuer comme l'a admis J. Hunter, par la muqueuse, c'est au contraire par la séreuse qu'elle s'opère. J'étudierai donc : 1° le rétrécissement par suite de l'adhésion ou de l'ulcération de la séreuse ; 2° par suite de l'ulcération de la muqueuse et de la musculeuse, la séreuse étant au contraire intacte. Le premier mode de *rétrécissement par suite d'adhésion ou de l'ulcération de la séreuse* s'explique facilement. Tout le monde connaît la facilité avec laquelle se produit d'emblée et rapidement l'inflammation adhésive des séreuses, c'est même sur cette remarquable propriété de ces membranes que M. Jobert de Lamballe s'est appuyé pour établir son procédé de suture intestinale. Larrey, qui a observé la première variété, dit avoir vu le plissement de la portion d'intestin située au niveau de la constriction ; et, après la réduction dans un cas de hernie, il a vu l'adhésion du pli persister. Ce plissement, quand il est considérable, peut assez rétrécir l'intestin pour gêner le cours des matières. Larrey ayant constaté cette disposition au moment de l'opération, a regretté plus tard de ne point avoir coupé les plis de la séreuse, opération qu'il conseille dans ce cas, car le malade, après la réduction, a été, dit-il, pris de symptômes d'iléus auxquels il a succombé, et qui étaient précisément produits par ce plissement intestinal.

Le second mode d'altération de la séreuse, à savoir, par ulcération,

et capable de produire le rétrécissement de l'intestin, est signalé par
M. Velpeau *(Traité de méd.*, op., t. 4, p. 94). Cette ulcération s'o-
père soit sur un point ou sur toute la surface correspondante à la striction ; la perte de substance, par suite du rapprochement des deux
bords de la plaie peut alors déterminer un rétrécissement, qui est
d'autant plus considérable que la cicatrisation est complète. Le péritoine, suivant que l'inflammation s'arrête à la période adhésive ou
qu'elle passe à la période suppurative, peut donc, à lui seul, les autres
tuniques intestinales étant intactes, devenir la cause d'un rétrécissement assez considérable pour déterminer la mort des malades avec
les symptômes d'iléus ; d'autres fois, d'après M. Velpeau, l'ulcération,
marchant toujours de dehors en dedans, parvient assez profondément
pour détruire la plus grande partie des tuniques intestinales.

Mais la forme de rétrécissement la plus commune à la suite de ces
strictions, est assurément celle qui procède de dedans en dehors et
succède à l'ulcération de la muqueuse intestinale, ou bien simultanément de cette membrane et de la tunique musculeuse, le péritoine étant au contraire intact. Le professeur Roux, un des premiers,
a signalé cette lésion anatomique, qu'il a rapprochée de celle qui s'effectue sur les artères à la suite de l'application d'une ligature un peu
serrée. Cette section souvent n'est pas visible au moment de la réduction
de l'intestin ; mais une fois rentré dans le ventre, il s'opère une cicatrice qui est circulaire, et, par suite de l'attraction qu'elle exerce sur
les deux bouts de l'intestin, elle fait à l'intérieur de cette cavité une
saillie variable en épaisseur, suivant la portion des parois intestinales
qui a été détruite.

Cette bride, étant constituée par un tissu inodulaire, est dure,
dense, et tend à se rétracter. Elle jouit à un haut degré de la propriété spéciale à ce tissu, et si bien décrite par Delpech. Cette propriété est encore activée par l'inflammation, que détermine à ce niveau
l'obstacle au cours des matières. Aussi peut-on dire qu'elle n'a pas de
limites, et qu'elle va toujours en augmentant, ce qui explique la marche intermittente et toujours croissante de cette variété de l'étranglement interne. Ce n'est point au moment de la réduction que l'on constate ce rétrécissement, c'est en général un temps variable, quelquefois assez long après, qu'on l'observe ; il a été vu au bout d'un mois,
deux mois, six mois. Il ne peut en effet s'effectuer qu'après la cicatrisation commencée ; jusque-là le calibre de l'intestin est plutôt
agrandi que diminué. Mais le rétrécissement, une fois commencé,
va continuellement en augmentant jusqu'à la mort du malheureux
patient. J'ai été témoin d'un fait de ce genre, et je dois dire qu'il
est un de ceux qui m'ont le plus vivement impressionné. Au moment

où je croyais la malade guérie , j'ai vu survenir une difficulté dans le cours des matières; la patiente a été prise de vomissements opiniâtres, qui ont duré, avec des alternatives toujours croissantes, pendant deux mois, et, vers la fin de la vie, on pouvait voir se dessiner à travers les parois abdominales amaigries les anses intestinales ; il était même possible d'apercevoir les contractions des fibres musculaires, dont on pouvait nettement distinguer les mouvements anti-péristaltiques.

Ce n'est donc point immédiatement après la striction intestinale que s'observent les rétrécissements consécutifs aux cicatrices, et c'est même pour cette raison que cette altération anatomique appartient à l'étranglement interne; il faut donner le temps au tissu de nouvelle formation de se produire ; mais, une fois développée, la lésion a une marche fatalement croissante, si l'art n'intervient pas , ce qui est toujours difficile dans ces cas.

Les rétrécissements cicatriciels de l'intestin pouvant donner lieu à un étranglement interne, rares dans la fièvre typhoïde communs à la suite d'ulcération tuberculeuse , sont surtout fréquents à la suite d'un étranglement herniaire.

Ritsch (observation déjà citée) paraît le premier avoir attiré l'attention sur ce point de pratique ; car, après avoir rapporté les détails de l'autopsie, il ajoute « que le cas ne doit pas être aussi rare qu'on pour-
« rait l'imaginer, et qu'il est persuadé que, si l'on avait eu le soin
« d'ouvrir les cadavres et d'examiner bien exactement l'état des par-
« ties de ceux en qui la persévérance des accidents avait causé la
« mort, après l'opération la mieux faite. on aurait plus souvent cons-
« taté la cause qui fait le sujet de son observation. »

Comme on le voit, on ne peut être plus explicite que Ritsch , et cette communication rappela à Mertrud. Coutavoz et autres académiciens des faits de personnes mortes également avec la continuation des accidents de l'étranglement après réduction d'une hernie. Seulement, dans le fait de Ritsch, l'obstruction était complète, ce qui est plus rare.

Depuis, plusieurs observations du même genre ont été publiées. J'en ai observé un cas, que j'ai mentionné plus haut. Schroer (*J. de Huffeland*, t. I, p. 411) trouva, à l'ouverture du cadavre d'un homme qui, ayant une hernie volumineuse, succomba avec les symptômes de l'iléus , le jéjunum rétréci au-dessus de l'anneau ; les parties herniées ne présentaient rien de pareil.

Richter (*Traité des hernies*) admet aussi la possibilité du rétrécissement de la partie herniée depuis longtemps, et repoussée dans le ventre ; elle donne lieu, dit-il, à la continuation des accidents du *miserere*. Cayol (traduction du *Traité des hernies* de Scapa) a donné l'observation d'un rétrécissement intestinal chez un homme opéré six mois auparavant ; le calibre de l'intestin, au niveau de la cicatrice circulaire, pouvait admettre à peine le volume du petit doigt. M. Guignard (*Thèse* citée p. 28 et suiv.) rapporte une observation très-complète d'iléus succédant à une hernie étranglée : la malade est morte près de quatre mois après le débridement, ayant constamment éprouvé de grandes difficultés à aller à la garde-robe ; elle était prise, à intervalles, des symptômes de l'étranglement interne. La pièce est déposée dans le musée Dupuytren, sous le numéro 362.

Il existe encore une pièce déposée dans le musée Dupuytren sous le n° 385 (*lésions du tube digestif*), pour laquelle les renseignements manquent ; mais on voit que c'est l'intestin grêle qui est le siége du rétrécissement, qui est considérable. Au niveau de ce point, les tuniques intestinales renversées en dedans indiquent qu'à cet endroit il a existé une violente striction, car la lumière du canal est à peine d'un demi-centimètre ; il devait y avoir un obstacle presque insurmontable au cours des matières.

TROISIÈME VARIÉTÉ.

Etranglement interne par rétrécissement fibreux spontané.

Je comprendrai sous ce nom une altération anatomique du gros intestin, non décrite encore comme lésion distincte, et dont la nature me paraît inconnue jusqu'à présent. Cette lésion a pour siége presque spécial la fin de l'S iliaque du colon ou le commencement du rectum. On voit en effet quelquefois, sans cause connue, ce point se rétrécir, la diminution de calibre va même jusqu'à l'oblitération, et l'intestin à ce niveau est réduit à un véritable cordon fibreux. A mesure que l'altération progresse, l'obstacle au cours des matières devenant de plus en plus complet, l'individu éprouve tous les symptômes attribués à l'étranglement interne. La durée de cette affection est généralement longue, et la mort est dans ce cas à peu près inévitable. Une pareille lésion, lorsqu'elle est exempte de cancer, comme cela existe dans les cas auxquels je fais allusion, ne peut guère être rapportée qu'à une ulcération primitive de la muqueuse ; mais sa nature et son siége de prédilection n'en restent pas moins une énigme, malgré qu'il existe dans la science plusieurs observations de ces faits.

Monfalcon (*Journal de Sédillot*, t. 61, p. 175) cite un fait de Fage, qui trouva, à l'ouverture du corps d'un militaire qui mourut d'une colique très-forte, à l'endroit où le colon s'unit au rectum, vers l'angle obtus que forme la dernière vertèbre des lombes avec le sacrum, un rétrécissement tel, que l'on pouvait à peine introduire le petit doigt dans la cavité intestinale. Charve (*Mémoire de l'Académie de chirurgie* de Hevin, p. 357) rapporte, sous le nom d'iléus, une observation analogue : il existait un rétrécissement fibreux de la partie supérieure du rectum, qui avait environ trois centimètres de longueur.

Biet (*Répertoire d'anatomie et de physiologie* de Breschet, t. 3, p. 99) publie, avec de longs détails, l'observation très-intéressante de notre célèbre artiste Talma, qui, après de longs et fréquents symptômes d'iléus, succomba. A l'autopsie, on trouva qu'il existait un rétrécissement considérable de la fin de l'S iliaque. Le modèle en cire de ce fait intéressant est déposé dans le musée Dupuytren, sous le n° 389 (des *lésions du tube digestif*), et l'on peut voir que, dans l'étendue de cinq ou six centimètres, l'intestin était complétement oblitéré et réduit à un cordon fibreux. Le bout inférieur est rétréci, et le supérieur, étant au contraire très-dilaté, était venu se mettre en contact avec ce dernier, et à cet endroit il s'était fait un commencement de perforation gangréneuse qui aurait pu, par son agrandissement, donner passage aux matières fécales. La partie rétrécie est comme excentrique et située sur un des côtés de l'intestin.

Dupuytren (*Leçons orales de clinique chirurgicale*, 2ᵉ édition, 1839, t. 3) fait une quatrième espèce d'étranglement interne des rétrécissements, suite des maladies organiques, et il établit que le siége le plus fréquent en est à l'S iliaque ; mais ce chirurgien ne donne aucune observation à l'appui de son assertion, qui me paraît de tout point fondée.

M. Camus (*Soc. anat.*, 1833, t. VIII, p. 59) a montré à la Société anatomique le gros intestin d'une femme morte avec les symptômes d'un étranglement interne, et à huit pouces de l'anus il existait un rétrécissement fibreux circulaire rayonné.

QUATRIÈME VARIÉTÉ.

*Étranglement interne par suite de rétrécissement produit
par une tumeur cancéreuse.*

Je ne dirai qu'un mot de la variété d'iléus symptomatique d'une affection cancéreuse ; la lésion dominante n'est point ici l'étranglement interne, mais bien l'affection cancéreuse, contre laquelle, malheureusement, aucune tentative chirurgicale ne peut être raisonnablement entreprise.

Les tumeurs cancéreuses capables de déterminer des symptômes d'iléus sont en général d'un diagnostic assez facile ; elles peuvent occuper les parois mêmes de l'intestin ou bien être situées en dehors et les comprimer. La première forme est de beaucoup la plus commune ;

mais la dégénérescence cancéreuse occupe rarement la partie moyenne du tube digestif. Son siége le plus ordinaire est au pylore ou bien à la partie inférieure du rectum. J'ai déjà dit plus haut les raisons qui m'ont déterminé à ne point faire rentrer ces deux formes de rétrécissement dans l'étranglement interne, auquel elles ne paraissent point appartenir.

Je n'examinerai donc que les tumeurs cancéreuses intra-abdominales qui siégeront sur la partie moyenne du tube digestif. Les rétrécissements consécutifs dus à la présence de ces tumeurs ont produit quelquefois de véritables iléus. M. Corbin (*Arch. gén. de méd.*, tome XXV) cite un rétrécissement cancéreux du commencement de l'iléon ; l'intestin avait acquis à ce niveau une épaisseur qui variait entre 2 et 4 lignes, et même davantage, avec champignon intérieur.

M. Briquet, observation recueillie par M. Ducros (*Arch. gén. de méd.*, 3ᵉ série, p. 455), a vu une jeune fille de 25 ans qui, depuis son enfance, avait éprouvé des douleurs à l'épigastre, reparaissant deux à trois fois par an, dont le début ainsi que la cessation étaient brusques ; elles duraient de une heure à une heure et demie. Cette femme, un an environ avant sa mort, s'étant heurté la région iléo-coxale, a vu ces douleurs habituelles augmenter d'intensité, devenir persistantes ; une tumeur dure apparut à la région blessée, en même temps qu'il se développa une diarrhée presque continuelle. Au bout de deux mois, la diarrhée se supprima, et il survint des vomissements composés de matières verdâtres. Bientôt se déclara une constipation opiniâtre, et les vomissements prirent l'aspect de matières fécales. L'état général de la malade étant très-grave, M. Monod, consulté, après avoir reconnu le siége de l'obstacle au cours des matières dans la fosse iliaque droite, proposa la gastrotomie, qui fut pratiquée immédiatement et sans de grandes difficultés. La malade est morte deux jours après.

A l'autopsie, pour ne parler que de la lésion qui nous occupe, on trouva à la face postérieure du cœcum une tumeur dure, comme squirrheuse, et qui se trouvait en continuité avec les parois de l'intestin qui étaient déjà envahies ; cette tumeur rétrécissait tellement la partie supérieure du cœcum, qu'elle permettait tout au plus l'introduction d'une sonde de femme.

M. Gaubric (*Soc. an.*, 1843, p. 328) cite un rétrécissement squirrheux de la partie supérieure du colon descendant, qui avait 5 centimètres de long et obturait presque complétement le calibre de l'intestin ; la malade avait présenté tous les signes de l'étranglement interne ; mais la tumeur n'avait pu être diagnostiquée, ni, par conséquent, son siége.

M. Béraud (*Soc. anat.*, 1847, p. 280) rapporte l'observation d'un homme de 91 ans, qui a succombé à tous les symptômes d'un étranglement interne, et chez lequel, à l'autopsie, on trouva, vers la fin de l'S iliaque, une tumeur que l'on considéra comme de nature cancéreuse, et qui comprimait cette partie de l'intestin, laquelle était comme étranglée par un anneau métallique.

M. Chomel (*Soc. anat.*, 1852, p. 11) a observé une femme de 64 ans qui avait de fréquents vomissements de matières bilieuses, et il existait vers le milieu de la portion verticale du duodénum un rétrécissement très-marqué, qui était spécialement produit par un cancer de la muqueuse.

Il me serait facile de multiplier ces exemples; mais ceux que je viens de rappeler me paraissent suffisants, attendu que cette lésion n'appartient à l'étranglement interne que d'une manière accessoire et seulement par les accidents qu'elle détermine secondairement.

CINQUIÈME VARIÉTÉ.

Étranglement interne par torsion de l'intestin.

C'est, de toutes les variétés d'étranglement interne, la plus rare, celle aussi que l'esprit s'explique le moins bien. La cause en est le plus souvent inconnue. Rokitansky, dont elle constitue la deuxième espèce d'étranglement et qu'il désigne sous le nom de *rotatoire*, en distingue trois variétés, qu'il caractérise ainsi : 1° *par rotation de l'intestin autour de son axe propre; 2° par rotation autour d'un axe formé par le mésentère; 3° une portion de l'intestin forme l'axe autour duquel s'enroule complétement une autre portion plus étendue avec son mésentère.* Le célèbre professeur d'anatomie pathologique de Vienne rapporte à l'appui de cette opinion six observations, dont la première est relative à la première variété, la deuxième et la troisième à la seconde variété, et les trois autres à la troisième variété. Dans tous ces cas il existait, depuis longues années déjà, des douleurs abdominales, et pour quatre observations les malades portaient même des hernies inguinales. Pour deux des observations de la dernière variété, c'est par enroulement autour de la portion d'intestin qui se rendait dans le sac que s'est produit l'étranglement. M. Rokitansky établit, en outre, que la deuxième variété, la rotation autour d'un axe formé par le mésentère, n'arrivera que par l'intestin grêle, tandis que, dans la troisième variété, l'axe pourra être formé par une portion quelconque de l'intestin grêle, le cœcum et peut-être aussi l'S du colon.

M. G.-H. Barlow (*Arch. gén. de méd.*, 4e série, t. VIII, p. 94, ext. de *Guy's hospital reports*, octobre 1844) rapporte trois observations d'étranglement interne qui appartiennent à trois variétés différentes. La première seule est relative à la forme qui nous occupe, à la

torsion de l'intestin ; elle a été prise sur un homme de 26 ans qui, a
trois reprises différentes dans l'espace de 14 ans, fut pris des symptômes de l'iléus ; la dernière fois la maladie dura 12 jours, et à l'autopsie ou trouva comme lésion anatomique, je cite textuellement,
« l'S iliaque énormément distendue, épaissie et hypertrophiée, qui
« était deux fois contournée sur son axe ; le colon descendant passait
« au-devant du rectum, dans le point où il se continue avec cet intes-
« tin. » Les deux autres observations de M. Barlow sont relatives, la
seconde à une bride, la troisième à une hypertrophie. M. Barlow,
cherchant à s'expliquer le mécanisme de cette torsion, suppose, ce qui
ne manque pas d'une certaine apparence de raison, qu'il a existé primitivement une distension assez considérable de la portion supérieure
de l'anse intestinale ; sous ce poids elle est retombée au-devant et au-
dessous de la portion inférieure, de manière à décrire un demi-cercle
autour de son axe. Par l'accumulation des matières par suite de l'obstacle, l'anse remontant dans la cavité abdominale décrira, dit M. Barlow, un autre demi-cercle qui complétera la rotation du colon et
oblitérera son canal.

M. Oulmont (*Soc. an.*, 1842, p. 356) a observé sur un ancien
militaire qui est mort à la Pitié avec les symptômes de l'iléus, une
obstruction qui était située à la partie supérieure du rectum et était
formée par la torsion du rectum entraîné et déplacé par le colon distendu. La lumière du canal se trouvait obturée par ces parois con-
tournées sur elles-mêmes.

SIXIÈME VARIÉTÉ.

Etranglement interne par invagination de l'intestin.

On désigne sous le nom d'invagination l'entrée d'une portion d'intestin dans une autre ; cela constitue une véritable *intussusception*,
analogue à celle que l'on produit par le renversement d'un doigt de
gant dans lui-même. L'invagination est la forme d'étranglement interne la plus commune ; le calibre de la portion d'intestin invaginée
n'est point cependant généralement oblitéré, mais le rétrécissement
est le plus souvent assez considérable pour apporter une gêne très-
marquée au passage des matières, et donner lieu aux symptômes de
l'*iléus*. C'est précisément le degré de cette gêne qui établit des différences dans la marche de cette affection et en précipite plus ou moins
le terme, qui malheureusement est presque toujours fatal.

Caractères anatomo-pathologiques de l'invagination. Quelle que
soit l'étendue de l'invagination, il en résulte toujours, dans la portion
du ventre qui en est le siége, une tumeur, naturellement variable en
volume, correspondant à la portion d'intestin invaginée, portion qui

manquera alors dans son siége ordinaire. Lorsque l'on étudie avec soin les faits, on constate que c'est cette disposition qui a en premier lieu frappé les observateurs dans les autopsies. Après avoir relevé la portion du tube digestif située au-dessus de l'invagination, et qui est, dans tous les cas, dilatée, et après avoir constaté l'absence de la portion intestinale invaginée, ils sont arrivés sur la tumeur qui constitue le nœud de l'invagination, et qu'il s'agissait alors d'étudier avec soin.

Comme dans ce travail je ne dois examiner l'invagination que dans la partie moyenne de l'intestin et non à son orifice inférieur, la forme que j'ai à décrire appartient donc exclusivement à celle dite *à trois cylindres*. L'anatomie pathologique de cette lésion est aujourd'hui très-bien faite par la plupart des auteurs, et en particulier par Dance (*Répertoire d'anatomie et de physiologie pathologique*, t. Ier, p. 195) et par M. Cruveilhier (*Grand Atlas d'anatomie pathologique*, t. II, 22e liv., pl. 4 et 5, et *Traité d'anatomie pathologique générale*, in-8°, t. Ier, p. 516); il me sera difficile d'y ajouter quelque chose de nouveau. Je pourrais donc me dispenser de reproduire cette partie de la question, et me contenter seulement de discuter les faits; mais j'ai pensé néanmoins que je devais agir autrement. J'examinerai donc en détail l'anatomie pathologique de l'invagination ; après quoi je discuterai les faits qui s'y rapportent : les conséquences qui en découlent seront ainsi d'une explication plus facile.

La portion d'intestin invaginée qui constitue l'étranglement interne, quel qu'en soit le siége, l'intestin grêle ou le gros intestin étant à trois cylindres, offre la disposition suivante, que l'on trouve surtout bien représentée sur une pièce du musée Dupuytren, n° 157 (*des lésions du tube digestif*). Cette pièce a été reproduite par M. Nélaton dans son ouvrage. Je place ci-contre ce dessin (*Voyez fig. 5.*), afin de faciliter ma description.

Des trois cylindres, l'externe, 1, appartient

(Fig. 5.)

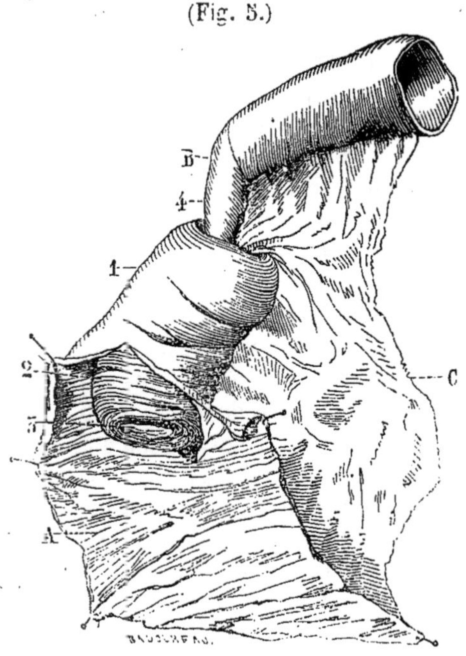

au bout inférieur de l'intestin; c'est le cylindre invaginant. A l'intérieur de ce cylindre, on trouve, faisant relief dans sa cavité et un peu contournée sur elle-même, une tumeur, 3, qui est désignée sous le nom de *boudin de l'invagination;* l'extrémité inférieure, que quelques auteurs ont comparée au col utérin, offre, comme ce dernier, deux lèvres et un orifice central qui fait communiquer la portion d'intestin comprise au-dessus de l'invagination avec celle située au-dessous.

Le boudin de l'invagination, lorsqu'il a été incisé, présente à considérer deux cylindres : l'interne, qui constitue le cylindre central de l'invagination, est formé par la partie la plus élevée; le cylindre externe du boudin, qui forme le cylindre moyen de l'invagination, est constitué par la portion d'intestin intermédiaire aux deux précédentes. (M. Cruveilhier, *Atlas d'anat. path.,* XXIIᵉ liv., pl. 6.)

Rapports des surfaces séreuses et muqueuses. Si l'on analyse avec soin la portion d'intestin ainsi repliée sur elle-même, on constate les rapports suivants, qu'il importe de connaître, car ils jouent un grand rôle pour les conséquences définitives de cette lésion. En procédant de dehors en dedans, après avoir incisé le cylindre externe, on trouve en contact deux surfaces muqueuses, appartenant, l'une à la face interne du cylindre externe, l'autre à la face externe du cylindre moyen ; ce dernier étant incisé, on trouve en contact deux séreuses constituées : l'externe, par la face interne du cylindre moyen ; l'interne, par la face externe du cylindre central. Enfin, au centre, qui est le canal par lequel se fait encore le cours des matières quand il est perméable, sont deux surfaces muqueuses.

Culs-de-sac ou plis de l'intestin. Ces replis sont au nombre de deux, l'un supérieur, l'autre inférieur. Ce dernier est constitué par le reploiement du cylindre moyen et interne; il est situé à l'extrémité inférieure du boudin de l'invagination, dont il limite l'ouverture; sa concavité dirigée en haut est formée par l'adossement des deux séreuses; son importance est peu considérable. Le repli supérieur, situé au point le plus élevé de l'invagination, qu'il limite, porte le nom de *collier de l'invagination,* et il a une importance beaucoup plus grande que le précédent, car c'est lui qui, en grande partie, produit l'étranglement; il correspond au point le plus rétréci de la partie invaginée ; sa convexité est dirigée en haut; il est formé par la réflexion des cylindres externe et moyen.

Lorsque l'invagination est un peu prononcée, on comprend bien comment les vaisseaux se rendent au cylindre externe; mais il importe d'indiquer le mode de vitalité du cylindre interne et moyen, et c'est ce que démontre d'une manière bien exacte la pièce dont j'ai placé le dessin plus haut. En effet, on constate sur cette pièce, du côté du bord concave de l'intestin, au niveau du collier de l'invagination, que le mésentère C est légèrement replié, sous forme de corde qui pénètre en dedans du collier et accompagne dans toute son étendue le boudin de l'invagination. Le mésentère se trouve donc placé dans la cavité formée par l'adossement des deux séreuses ; il est rarement étalé en membrane comme il se présente dans l'état normal ; il est généralement enroulé, même quelquefois pelotonné, ce qui gêne déjà un peu la circulation des vaisseaux contenus dans son épaisseur, mais elle peut encore néanmoins suffire dans ces cas à la nutrition et à la vie des deux cylindres invaginés. Il faut qu'un obstacle nouveau et plus considérable se présente pour que la circulation soit interrompue ; c'est ce qui nous reste à examiner.

Étranglement. L'étranglement dans l'invagination à trois cylindres est rarement simple, unique, il est le plus souvent multiple ; je vais l'examiner dans ces deux modes de production. C'est par le collier qu'il débute, et j'ai dit plus haut, en effet, que ce point correspondait à la partie la plus rétrécie de l'invagination ; c'est aussi à ce niveau que nous avons vu s'engager, sous forme de corde plus ou moins enroulée, la portion du mésentère chargée de porter la vie à la partie invaginée. Il est facile de comprendre que, si le collier est assez rétréci pour gêner ou empêcher la circulation dans le boudin de l'invagination, la gangrène est imminente. C'est, en effet, ce qui arrive quelquefois.

Les vaisseaux artériels ne sont généralement pas assez fortement comprimés au début des accidents, pour ne point laisser passer le sang dans leurs canaux ; la circulation artérielle est donc d'abord seulement ralentie, elle n'est point complétement empêchée. Mais il n'en est point de même de la circulation veineuse et lymphatique ; ces vaisseaux ayant une force moindre de résistance à la pression, sont diminués de calibre, d'où résulte un obstacle à la circulation en retour ; la stase sanguine peut ainsi devenir complète lorsqu'il n'y a que simple ralentissement de la circulation ; il en résulte un œdème des deux cylindres constituant le boudin de l'invagination, et leur hypertrophie en est souvent la conséquence. Il se produit, dans cette partie du tube digestif invaginée, un travail en tout identique à celui que j'ai signalé plus haut dans certaines hernies faiblement étranglées. Par suite de cette augmentation d'épaisseur des parois intestinales constituant le boudin de l'invagination, le calibre du canal central est diminué, mais l'obstacle au cours des matières vient surtout du collier de l'invagination.

L'étranglement ne reste pas toujours limité au collier, il devient multiple général, l'anatomie pathologique rendent un compte exact de ce mécanisme. Les deux cylindres constituant le boudin de l'invagination sont disposés en sens inverse ; l'un a sa muqueuse dirigée en dehors, l'autre en dedans. Il résulte de cette disposition que la dilatabilité de ces deux cylindres n'est pas la même. Une expérience facile à faire sur le cadavre et qui prouve cette assertion, c'est que l'intestin est très-dilatable de sa muqueuse vers la séreuse ; mais si on le renverse de façon que sa muqueuse soit en dehors, comme cela a lieu pour le cylindre moyen, cette dilatabilité n'existe plus. M. Cruveilhier, qui un des premiers a insisté sur cette disposition, a montré que, par suite de l'augmentation de volume du cylindre interne, le moyen n'étant pas assez dilatable, il y avait compression du premier dans toute sa longueur, et l'étranglement était alors multiple ; mais il a toujours débuté par le collier de l'invagination. Le boudin de l'invagination, gangréné au niveau du *collier* et quelquefois même dans toute sa longueur, peut se détacher complétement, tomber dans la partie inférieure de l'intestin et être expulsé par les selles. Il existe dans la science un assez bon nombre d'observations de ce genre qui ont donné lieu aux erreurs les plus singulières ; ainsi, il y a quelques années, il a été envoyé à l'Académie impériale, sous le nom de ver *boticocéphale, à tête de cheval*, un long tube , qui n'était autre chose qu'une partie d'intestin grêle ainsi expulsé , et dont une extrémité était un peu renflée. J'ai eu la bonne fortune d'examiner la pièce, et j'ai pu me convaincre avec M. Cruveilhier, qui a eu l'obligeance de m'en faire voir tous les détails, que c'était bien l'intestin, car il était facile de reconnaître à l'œil nu la muqueuse avec ces valvules conniventes, les culs-de-sac glandulaires et les fibres musculaires. Comme c'était le boudin de l'invagination que nous avions à examiner, par place, il existait de larges perforations qui étaient dues à des points gangrénés ; la malade avait survécu à cet accident, et c'était à la suite d'une assez vive colique qu'elle avait rendu cette portion intestinale. La pièce est déposée dans le musée Dupuytren, sous le n° 137 *A* (*des lésions du tube digestif*).

William Thompson, dans un travail remarquable publié en octobre 1835, dans le *the Edimb. med. and surg. jour.*, dont un résumé a été donné dans les *Arch. gén. de méd.*, 2ᵉ série, t. 11, p. 552, 1856, a rassemblé dans un mémoire plein d'intérêt 35 observations dans lesquelles il y a eu expulsion du boudin de l'invagination ; je n'ai point voulu reproduire le travail de Thompson ; mais je donne ici, pour le compléter, un certain nombre d'observations d'invaginations que j'ai pu recueillir depuis cette époque dans les auteurs. Je les ai classées 1° en celles qui portent exclusivement sur l'intestin grêle, 2° et en celles qui portent sur le gros intestin. Ces observations sont au nombre de 34, et l'on verra que, pour sept, il y a eu aussi expulsion du boudin de l'invagination. Six fois l'expulsion a porté exclusivement sur l'intestin grêle (obs. nos 15, 16, 17, 18, 20, 21), une fois sur le gros intestin (no 58) : la partie expulsée comprenait le cœcum et une partie du colon ascendant. Dans l'obs. no 13 l'expulsion a également porté sur l'intestin grêle et le gros intestin.

Observations d'invagination de l'intestin grêle.

Obs. IX.—Une femme de 29 ans éprouva tout à coup des douleurs vives dans l'abdomen avec des vomissements opiniâtres, sans ballonnement du ventre ni tumeur appréciable. Elle mourut au bout de 11 jours.

Autopsie. — Il existait une invagination occupant la partie supérieure du jéjunum et bornée à cet intestin ; la tumeur qui en résultait avait 6 centimètres de diamètre, 36 centimètres de long. (M. Lafont. *Bull. de la soc. anat.*, 1835, page 78.)

Obs. X. — Femme de 34 ans qui avait éprouvé une vive douleur dans le côté droit de l'abdomen avec constipation opiniâtre ; elle succomba au bout de 7 jours.

Autopsie. —Il n'existait point de trace de peritonite; à trois pieds environ au-dessus du cœcum l'intestin grêle était invaginé dans une grande étendue. (Prescott Hewett. *Arch. gén. de méd.*, 4e série, t. 17, p. 222.)

Obs. XI. — Homme de 46 ans, qui depuis quelques mois avait été constipé, et huit jours environ avant sa mort il éprouva une diarrhée opiniâtre.

Autopsie. — Il existait dans l'abdomen une sérosité puriforme abondante, ainsi qu'une invagination de l'intestin grêle à environ deux pieds au-dessus du cœcum. Un polype volumineux était attaché à la portion invaginée. (Prescott Hewett, *Arch. gén. de méd.*, 4e série, t. 17, p. 223.)

Obs. XII. — Homme de 35 ans qui a succombé à une péritonite aiguë; à l'autopsie on trouva à 12 centimètres au-dessus de la valvule iléo-cœcale, une invagination de l'intestin grêle dans le cœcum. Le boudin de l'invagination était en grande partie gangréné et détaché. (M. Roger, *Soc. anat.*, 1840, p. 138.)

Obs. XIII.—Homme de 35 ans qui avait une affection ancienne du foie, et à deux ou trois reprises différentes il avait éprouvé de violentes coliques. Un jour il rendit par les selles une portion d'intestin grêle longue de 12 pouces; elle était divisée dans toute sa longueur. La muqueuse était pointillée par place et granulée dans d'autres. Le malade a guéri. (Bayton, *Bull. de thérap.*, t. 30, p. 149.)

Obs. XIV.—Femme de 18 ans qui éprouva de vives douleurs au niveau de l'ombilic, le ventre se ballonna, il survint des nausées, puis des vomissements, et la malade succomba le quatrième jour.

Autopsie. — Il existait une grande sécheresse du péritoine et une grande distension de l'intestin grêle par des gaz. Une portion de l'épiploon formait une bride qui passait sur le promontoire sacro-vertébral et adhérait, dans le petit bassin, au péritoine, et au ligament large au niveau du trou obturateur. L'intestin passait au-dessous de cette bride qui le comprimait légèrement, et l'intestin grêle était invaginé des deux côtés de la bride de bas en haut et de haut en bas. La portion rentrante de la partie invaginée inférieure avait 80 centimètres de longueur, tandis que le boudin de l'invagination supérieure n'avait guère que 10 centimètres de long. (M. Goupil, *Soc. anat.*, 1852, p. 99.)

Obs. XV. — Homme de 21 ans, qui à deux reprises différentes éprouva de vives coliques et des vomissements répétés, et cela dans l'espace de neuf mois; la seconde fois il existait une tumeur dans la fosse iliaque gauche; il succomba après un séjour de six semaines à l'hôpital.

Autopsie. — On constata une tumeur longue de 29 cent. et de 15 cent. de circonférence; elle commençait à 6 centimètres du pylore. Sept couches d'intestin entraient dans sa composition; il existait une triple invagination. M. Bucquoy indique ainsi les rapports des tuniques intestinales : on trouvait en contact de dedans en dehors deux séreuses et deux muqueuses, ensuite deux nouvelles séreuses, et enfin deux séreuses et deux muqueuses. (M. Bucquoy, *Soc. anat.*, 1853, p. 253.)

Obs. XVI. — Homme qui du 15 au 27 février éprouva des douleurs abdominales vives avec coliques et vomissements ; le 2 mars il expulsa par les selles un assez volumineux paquet d'intestin grêle, non décrit dans l'observation. Le malade a guéri. (M. Palais, *Journ. hebdomadaire*, 1833, t. XI, p. 485.)

Obs. XVII. — Homme de 18 ans qui souffrait depuis longtemps; il fut pris tout à coup, le 14 octobre, de douleurs abdominales et de vomissements continuels. Le 28, le malade expulsa par les selles une portion d'intestin longue de 72 cent. environ, dont une des extrémités était contournée en forme de nœud; l'autre présentait une fissure. Le malade a guéri. (M. Richard Phélan, *Journ. Expérience*, t. V, p. 110.)

Obs. XVIII. — Femme de 70 ans, d'une santé délicate, constipée depuis longtemps ; elle fut prise tout à coup de ballonnement du ventre, de vomissements, et au bout de 10 jours il y eut expulsion d'une portion d'intestin putréfiée d'une longueur de 44 pouces. La malade est morte quarante jours après. (William Hilt, *Journ. des con. méd.-chir.*, 1ʳᵉ série, t. XXIII.)

Obs. XIX. — Femme de 24 ans qui éprouva de vives douleurs à l'épigastre; le ventre se ballonna, et il y eut des vomissements de matières fécales, qui se répétaient à de courts intervalles. La malade mourut au bout de trente-cinq jours.

Autopsie. — Il naissait, de la muqueuse, par un pédicule étroit, un polype qui avait entraîné de haut en bas une portion d'intestin grêle, et avait produit une invagination. Il existait une perforation de la fin du jéjunum. (Allan, *the Lancet*, 12 juin 1842.)

Obs. XX. — Femme de 47 ans qui fut indisposée vers la fin de janvier; le 30 mars, après le repas, elle fut prise d'atroces coliques avec déjections abondantes; le 12 avril il y eut expulsion par les selles du boudin de l'invagination. Il avait une longueur de 75 cen.imètres et il était fendu dans presque toute l'étendue. La membrane péritonéale se reconnaissait ainsi que la musculeuse, mais la muqueuse était détruite en totalité. (Hallaguen, *Bull. de l'acad. imp. de méd.*, t. XX, p. 1072.)

Obs. XXI. — Femme de 48 ans, qui fut prise de douleur subite dans la région rénale. Le 1er juillet, vomissements répétés de matières alimentaires; il existait une tumeur dans le flanc gauche, elle était facile à limiter. Le 7 août, à la suite de vives douleurs, il y eut expulsion par les selles d'une partie de l'intestin. La portion expulsée avait une longueur de près de 12 cent., elle était gangrenée et formée de deux parties : l'une appartenait à l'intestin grêle, l'autre au gros intestin. La maladie a duré cinq semaines, et la malade a guéri. (Fuckel, *Gaz. hebd.*, 1858, p. 284.)

Observations d'invagination du gros intestin.

Obs. XXII. — Enfant de 3 ans 1/2 qui souffrait depuis trois mois de douleurs de ventre accompagnées de vomissements. Il se manifesta une chute du rectum, et l'enfant mourut.

Autopsie. — On constata qu'il existait une invagination qui avait débuté par le cœcum et avait parcouru tout le gros intestin, avec adhérence des parties invaginées. (Robin, *Mém. acad. roy. de chir.*, t. IV, p. 223.)

Obs. XXIII. — Homme de 23 ans qui éprouva des vives coliques pendant un mois; peu de temps après avoir mangé, il se produisait une tumeur dans la région épigastrique ; elle disparaissait assez rapidement.

Autopsie. — On a trouvé une invagination du cœcum dans le colon ascendant. (Boudou, *Mém. acad. roy. de chir.*, t. IV, p. 225.)

Obs. XXIV. — Homme de 29 ans qui mourut après quatre mois environ de souffrances. A l'autopsie on trouva dans le ventre des matières jaunes, stercorales; les anses intestinales, distendues, étaient collées ensemble par des fausses membranes. Il existait une invagination du cœcum et de l'intestin grêle, dans le colon ascendant et une partie du transverse. (M. Grisolle, *Soc. anat.*, 1835, p. 71.)

Obs. XXV. — Homme de 17 ans qui, deux ans avant sa mort, avait été foulé aux pieds d'un cheval. Depuis il a éprouvé des douleurs abdominales dans la fosse iliaque gauche, et quelquefois il vomissait.

Autopsie. — Le cœcum, les colons ascendants et transverses et une partie considérable de l'iléon étaient invaginés dans la partie inférieure du colon descendant et le rectum. (Wilner Worthington, *Gaz. méd.*, Paris, 3e série, t. IV, p. 97.)

Obs. XXVI. — Homme de 35 ans qui, dans le cours d'une ascite, fut pris de coliques et de vomissements intermittents. Le malade succomba près de deux mois après le début de ces accidents.

Autopsie. — 20 cent. environ de l'intestin grêle, le cœcum, le colon lombaire gauche étaient invaginés dans l'S iliaque et le rectum. (M. Gouzée, *Arch. gén. de méd.*, 1re série, t. IX, p. 444.)

Obs. XXVII. — Homme de 40 ans ; douleur abdominale, vomissements, dépression de la fosse iliaque droite.

Autopsie. — Invagination du cœcum jusque dans l'S iliaque. (M. Buet, *Arch. gén. de méd.*, 1re série, t. IV, p. 232.)

Obs. XXVIII. — Homme de 22 ans ; colite, douleurs abdominales depuis longtemps; mort.

Autopsie. — Invagination du cœcum et du colon descendant dans le colon transverse, et invagination rétrograde du colon descendant, qui a reçu dans son boudin l'invagination descendante. (M. Buet, *Arch. gén. de méd.*, t. IV, p. 236.)

Obs. XXIX. — Homme de 40 ans, qui éprouvait des coliques depuis plusieurs années; il existait une tumeur volumineuse dans la fosse iliaque gauche; elle était formée par l'invagination du cœcum du colon ascendant et transverse dans le colon descendant. (Dance, *Arch. gén. de méd.*, tome XXVIII, p. 177.)

Obs. XXX. — Enfant de 4 mois qui fut pris tout à coup de coliques aiguës, avec vomissements de toutes les matières avalées, écoulement de sang par l'anus; mort au bout de 2 jours.

Autopsie. — Il existait une invagination du colon ascendant dans le transverse. (Basedow, *Arch. gén. de méd.*, t. XIX, p. 429.)

Obs. XXXI. — Femme qui fut prise tout à coup de douleurs vives dans l'abdomen; vomissements, diarrhée, pas de tumeur dans le ventre; mort en trois jours.

Autopsie. — Il existait, *est-il dit*, une invagination de l'iléon, lequel, dans l'étendue de 12 pouces anglais, avait passé à travers la valvule iléo-cœcale dans le cœcum et le colon. (Smith, *Arch. gén. de méd.*, 3e série, tome IX, p. 86.)

Obs. XXXII. — Homme de 43 ans, qui, dans l'espace de 18 jours, a succombé à un ensemble de symptômes que l'on rapportait à la péritonite.

Autopsie. — Il existait dans le ventre un liquide albumineux; le péritoine était fortement injecté. On a constaté, en outre, une invagination qui avait débuté au cœcum et s'était prolongé, à travers les colons, jusqu'à la partie supérieure du rectum. (M. Lailler, *Soc. anat.*, 1846, p. 115.)

Obs. XXXIII. — Femme qui, pendant un mois et demi, avait éprouvé des douleurs peu intenses du côté de l'abdomen; diarrhée, point de vomissements ; tumeur dans la fosse iliaque gauche.

Autopsie. — Agglutination de l'intestin grêle en paquet, pus dans le péritoine. Il existait une invagination qui avait débuté par le cœcum et avait envahi la presque totalité du gros intestin. Le colon descendant ou invaginant était ulcéré à sa partie supérieure, et le boudin de l'invagination faisait hernie dans la cavité du péritoine. (M. Lacaze-Duthiers, *Soc. anat.,* 1848, p. 272.)

Obs. XXXIV. — Homme qui, 6 semaines après un froid assez vif, fut pris de douleurs sur le trajet des colons; vomissements bilieux, constipation complète.

Autopsie. — Il existait une invagination rétrograde du colon descendant dans le colon transverse. (Harrison, *Quarterly Journal,* août 1848, Dublin.)

Obs. XXXV. — Homme de 60 ans; douleurs abdominales datant de 3 mois; dans les derniers 20 jours, elles avaient été en augmentant; il était survenu de la constipation; tumeur dans la région iliaque gauche; les lavements revenaient de suite.

Autopsie. — Invagination de l'iléon dans le cœcum, qui avait pénétré dans le colon; il était descendu dans le rectum jusqu'à trois travers de doigt de l'anus. (Perrotti, *Arch. gén. de méd.,* 4ᵉ série, t. V, p. 222.)

Obs. XXXVI. — Enfant de 20 mois, qui fut pris tout à coup de violentes douleurs abdominales, de convulsions, de vomissements; point de selles; mort en 3 jours.

Autopsie. — La fin de l'iléon, dans une étendue de 20 centimètres, le cœcum et le colon ascendant étaient remplis par une grande partie de l'intestin invaginé. (Taylor, *the Lancet,* déc. 1843.)

Obs. XXXVII. — Enfant de quatre mois qui fut pris d'hémorrhagie par l'anus; vomissements; cet enfant avait été souffrant pendant les 8 premières semaines de son existence; il n'avait point rendu de méconium.

Autopsie. — Le cœcum et le colon ascendant et transverse étaient invaginés dans l'S iliaque. (Markwich, *Arch. gén. de méd.,* 4ᵉ série, tome XV, p. 255.)

Obs. XXXVIII. — Homme de 60 ans, qui, onze jours après le début des symptômes de l'iléus et cinq jours après la cessation des vomissements, rendit par l'anus une portion d'intestin qui comprenait le cœcum et une partie du colon ascendant. (King, *the Lancet,* juillet 1854.)

Obs. XXXIX. — Femme de 30 ans, qui, quatre mois avant sa mort, avait éprouvé des accidents du côté du ventre; il existait une douleur fixe dans la région ombilicale.

Autopsie. — Liquide séro-purulent dans l'abdomen, avec fausses membranes, intestins réunis en masses. Il existait une tumeur de 2 décimètres de diamètre et de 24 de circonférence. Invagination du cœcum dans les colons; l'intestin grêle avait, par conséquent, été entraîné. (M. Lhonneur, *Soc. anat.,* 1855, p. 100.)

Obs. XL. — Enfant de 9 ans qui a été pris brusquement des symptômes de l'iléus, et ont duré environ un mois.

Autopsie. — Intestin grêle distendu par des gaz; invagination de la partie inférieure de l'intestin grêle dans le cœcum et de ce dernier dans le colon transverse. Il existe, en outre, dans le colon transverse, une invagination rétrograde peu considérable. L'invagination ascendante s'est placée en dehors de la descendante, de telle sorte que le colon ascendant est en réalité invaginé dans l'invagination du colon transverse. Il existe cinq cylindres emboîtés qui sont de dehors en dedans; la paroi du colon transverse située entre les deux cylindres emboîtés, le deuxième et le troisième appartiennent au colon transverse et constituent l'invagination rétrograde. Le quatrième et le cinquième appartiennent au colon ascendant et constituent l'invagination directe. (M. Sainet, *Soc. anat.*, 1850, p. 314.)

Obs. XLI. — Femme de 67 ans; ventre volumineux ; vomissements; tumeur du volume d'une tête de fœtus, située dans le flanc gauche; constipation opiniâtre. Le toucher rectal fait croire à Lobstein qu'il touchait un polype fibreux. Mort au bout de 10 jours.

Autopsie. — Il existait dans le flanc gauche une tumeur qui était formée par l'invagination de 55 centimètres environ de l'intestin iléon, du cœcum, du colon ascendant et transverse dans le colon gauche et le rectum, et descendait à quatre travers de doigt de l'anus. L'extrémité de l'iléon était doublée par le colon droit, qui remontait à la hauteur de 36 centimètres, puis redescendait dans l'espace de 30 centimètres et remontait de nouveau à la hauteur de 12 centimètres pour descendre encore une deuxième fois dans une longueur de 33 centimètres. (Lobstein, *Anat. path.*, t. 1, p. 139.)

Obs. LXII. — Femme de 23 ans : tympanite légère au début, puis constipation; le ventre se ballonna, coliques vives, vomissements bilieux, puis stercoraux. Siége principal de la douleur à l'ombilic. Une sonde œsophagienne introduite par l'anus ne dépasse pas la base du sacrum. M. Robert pratiqua un anus contre nature dans la région lombaire droite. Mort trois jours après.

Autopsie. — La portion d'intestin ouverte dans l'anus artificiel était située à 25 centimètres de la valvule iléo-cœcale, au point de réunion de l'S iliaque avec le colon; il existait une sorte de valvule circulaire de un centimètre et demi à deux centimètres de largeur et constituée par les trois tuniques de l'intestin repliées sur elles-mêmes de haut en bas et maintenues dans cette position par des adhérences solides, établies dans les points de contact de la tunique séreuse. (M. Barth, *Thèse de M. Besnier*, 1857, p. 62.)

On pourra être étonné du petit nombre d'observations d'invagination intestinale que je consigne dans ce travail ; et cependant, je dois l'avouer, depuis celui qu'a publié Thompson, même après des recherches assez minutieuses, il m'a été impossible de réunir un plus grand nombre de faits assez bien recueillis pour qu'ils puissent servir à élucider la question. Pour quelques-unes des observations dont j'ai rapporté un extrait, il existe moins de lacunes regrettables.

Mécanisme de l'élimination.—Lorsque, par suite de l'étranglement du boudin de l'invagination par le collier, il y a eu expulsion de l'anse intestinale, le malade peut être en grande partie considéré comme guéri. Il importe donc d'étudier avec soin le mécanisme d'après lequel s'effectue cette guérison.

L'étude anatomo-pathologique des rapports des cylindres invaginés nous a montré que la dilatation du bout supérieur qui succède à l'étranglement par le collier, détermine un contact immédiat entre la séreuse de cette partie et de celle du bout supérieur dilaté : de ce contact et de l'étranglement qui existe alors, il ne tarde pas à se manifester une inflammation adhésive, à la suite de laquelle il y a adhérence intime entre ces deux parties. Le boudin mortifié étant expulsé, le calibre de l'intestin redevient libre et sa continuité est rétablie, avec une perte de substance, il est vrai, plus ou moins étendue ; mais qui n'a qu'une importance médiocre au point de vue des fonctions physiologiques du tube digestif. La nature opère ici par le même mécanisme que celui adopté par M. Jobert de Lamballe pour les sutures intestinales, c'est-à-dire, qu'il existe au niveau du collier un adossement des séreuses ; l'extrémité inférieure est renversée en dedans.

Une invagination une fois produite, la guérison ne s'opère sans intervention chirurgicale qu'à deux conditions, à savoir : que l'invagination se dénoue, ou que le boudin soit éliminé. La première condition, la plus favorable sans aucun doute, ne peut guère s'effectuer qu'au début ; quand la maladie dure déjà depuis quelque temps, il est à craindre que la désinvagination ne puisse plus s'opérer, à cause de l'adhérence qui se manifeste au contact des deux séreuses, comme cela a été constaté pour plusieurs des observations que j'ai citées n° 22. La seconde condition, l'élimination du boudin gangréné, qui est la véritable cause de l'obstacle au cours des matières, n'est pas toujours heureuse ; pour qu'elle soit suivie de succès, il faut qu'elle marche avec une certaine rapidité ; mais lorsqu'elle met un temps considérable à se produire, des désordres graves peuvent se manifester, soit du côté du péritoine, du bout supérieur de l'intestin, ou du cylindre invaginant, qui peut se perforer et laisser passer à travers la perforation le boudin de l'invagination (obs. n° 33). La mort arrive alors avant l'élimination et, par conséquent, que la continuité du canal ne soit rétablie. L'on peut donc dire avec M. Cruveilhier qu'une invagination qui ne se dénoue pas a d'autant plus de chance de se terminer heureusement, que l'étranglement est plus prononcé, car la gangrène sera plus imminente et l'expulsion du boudin de l'invagination plus rapide.

J'ai divisé les observations que j'ai rapportées en deux catégories : invagination de l'intestin grêle, invagination du gros intestin. Cette division mérite être conservée au point de vue clinique et anatomo-pathologique, car ces deux variétés d'invagination ne diffèrent pas seulement relativement au siége, mais leur marche est loin d'être identique, comme nous le verrons tout à l'heure. Il paraît résulter d'une manière absolue de cette division que l'invagination devra porter exclusivement sur l'une ou l'autre partie du tube digestif, ce qui n'est pas parfaitement exact, car il y a des faits assez rares dans lesquels l'invagination est mixte, c'est-à-dire, que la fin de l'iléon s'est invaginée à travers la valvule iléo-cœcale, dans le cœcum, où le boudin de l'invagination se pelotonne. J'en ai rapporté une observation (n° 12), et un médecin distingué des hôpitaux m'en citait dernièrement un exemple, pour lequel l'observation me fait défaut. M. Cruveilhier (*Anat. path.* t. 1, p. 520) cite un fait de M. Eugène Caillard, dans lequel le boudin d'une invagination de l'intestin grêle avait passé à travers la valvule iléo-cœcale ; mais il résulte des recherches auxquelles je me suis livré que l'invagination est le plus souvent bornée à l'intestin grêle ou bien au gros intestin, et elle paraît beaucoup plus fréquente dans le dernier cas. J'ai pu en recueillir 21 observations, et je n'ai trouvé que 13 observations qui portent exclusivement sur l'intestin grêle.

L'invagination du gros intestin débute rarement par le milieu de ce canal; c'est presque toujours au niveau de la valvule iléo-cœcale qu'elle commence, et alors l'intestin grêle est entraîné dans l'invagination, dont il forme le cylindre moyen; mais on ne peut dire qu'il soit lui-même invaginé, car il est passif dans son déplacement. L'invagination du gros intestin, ayant plus spécialement pour point de départ le cœcum, *ne se limite que rarement*, elle tend au contraire, pour peu qu'elle dure, à marcher, et le cœcum, toujours entraîné au sommet du boudin, progresse en parcourant le colon ascendant transverse descendant et l'S iliaque, comme cela résulte des observations nos 22, 25, 26, 27, 28, 32, 33, 35, 37. Il peut même se faire que, l'invagination continuant encore à marcher, le boudin s'échappe par l'anus; il en existe dans la science quelques observations, et le musée Dupuytren (n° 140) en renferme un très-bel exemple : le boudin de l'invagination sur cette pièce s'est précipité à travers l'anus qu'il dépasse d'environ 15 centimètres. Mais quelquefois, dans ces invaginations à travers l'anus, la lésion est moins étendue, elle a son point de départ au rectum ; il est toujours facile dans ces cas de s'assurer si l'invagination a débuté par le cœcum ou une autre partie quelconque du gros intestin. Dans le premier cas, en examinant avec soin l'extrémité du boudin, comme le cœcum a toujours été entraîné, il est resté situé à la partie la plus inférieure. On trouve alors deux ouvertures au lieu d'une; l'une de ces ouvertures, la plus large, est la continuation de l'intestin grêle, et correspond à la valvule de Bauhin, dont les lèvres sont effacées; l'autre, plus petite, appartient à l'appendice vermiculaire; c'est en effet ce qui existe sur la pièce du musée Dupuytren déjà citée : cette disposition est très-bien représentée par M. Cruveilhier (*Atlas d'anatomie pathologique*, t. II, 22ᵉ livraison).

J'ai dit plus haut que l'invagination du gros intestin ne se limite que rarement, et c'est en effet ce qui résulte des faits ; il importe d'en rechercher la cause et d'en étudier les conséquences. Lorsqu'une invagination est produite, le seul obstacle à son accroissement est certainement dans la forme, la disposition du collier ; lui seul peut s'opposer à la progression de la partie invaginée. Il est de remarque pour le gros intestin, et c'est au moins ce qui résulte des observations que j'ai consultés et des pièces que j'ai examinées, que le collier est large, dilatable; qu'il n'est point en contact avec le cylindre central, avec lequel il ne contracte point d'adhérence. On comprend alors que chaque nouvel effort invagine une nouvelle portion d'intestin, et comment on peut dire que cette lésion n'a véritablement de limite que dans la mort du malheureux patient. Sur la pièce du musée Dupuytren, nᵒ 140, le collier est tellement large, qu'une anse d'intestin a passé au-dessous, qu'elle est descendue entre le cylindre interne et moyen dans la cavité séreuse qu'ils constituent ; cette anse occupe elle-même toute la longueur de l'invagination, et lorsqu'on examine la partie supérieure du collier, on est tout étonné, au lieu de trouver un seul tube d'intestin grêle, d'en trouver trois. Une préparation a été nécessaire pour démontrer que deux de ces tubes n'étaient qu'une hernie d'une anse intestinale non étranglée à travers le collier de l'invagination, comme celle qui se produit à travers les anneaux.

C'est donc à la largeur du collier dans les invaginations du gros intestin qu'il faut rapporter leur accroissement progressif, et comme l'étranglement est le moyen de guérison des invaginations, à moins qu'elles ne se dénouent, qu'il est toujours primitivement produit par le collier, on comprend facilement qu'il soit rare dans ces invaginations. Alors, elles doivent presque toujours être plus ou moins rapidement mortelles; c'est ce qui existe en effet. On les a quelquefois vues persister plusieurs mois ; mais elles finissent toujours par entraîner la mort.

Dans les invaginations de l'intestin grêle, le collier étant plus étroit, la lésion est ordinairement plus limitée, et la guérison, sans être la règle, est cependant plus fréquente que dans les invaginations du gros intestin. William Thompson ayant noté, sur les 35 observations rapportées dans son travail, 32 fois la portion d'intestin éliminée, a trouvé que 22 fois elle avait porté exclusivement sur l'intestin grêle, 3 fois en partie sur l'intestin grêle et le gros intestin, et 7 fois seulement sur le gros intestin. Dans les 7 cas de guérison postérieurs au travail de Thompson, et que j'ai rapportées plus haut, 6 fois l'élimination a porté sur l'intestin grêle (obs. 15, 16, 17, 18, 20 et 21), et une fois seulement sur le gros intestin (obs. 38). On voit donc, par cette comparaison des faits, que je suis arrivé aux mêmes résultats que Thompson, que l'élimination est presque la règle pour l'intestin grêle, à moins que des accidents de péritonite ne fassent périr le malade, tandis qu'elle est l'exception pour le gros intestin. Dans les faits d'élimination du boudin de l'invagination rapportés par Thompson, il a trouvé qu'elle a porté 5 fois sur le jéjunum seul, 5 fois sur le jéjunum et l'iléon et onze fois sur l'iléon seul.

La longueur de la portion intestinale expulsée est très-variable, entre 18 et 120 centimètres. Dans une des observations que j'ai rapportées, cette longueur était encore plus considérable.

Après l'élimination du boudin de l'invagination, opérée à la manière d'un séquestre des parties osseuses, comparaison faite par Dance, tout n'est pas fini pour le malade; sa vie n'est pas absolument hors de danger.

Nous avons vu par quel mécanisme s'opérait la suture des deux bouts de l'intestin ; lorsque la gangrène n'a pas été nette, cette cicatrice est incomplète, anfractueuse ou irrégulière. Dans le premier cas, elle permet l'épanchement des matières dans la cavité péritonéale, et la mort en est presque toujours la conséquence. Des abcès circonvoisins, comme l'a noté Thompson, peuvent même se former, et la cavité intestinale rester en communication avec cette poche accidentelle. Dans le second cas, elle peut être suivie d'un rétrécissement intestinal plus ou moins considérable.

Le rétrécissement de l'intestin succédant à un étranglement interne suite d'invagination est loin d'être identique; dans tous les cas, il tient souvent à des causes essentiellement différentes, et qui sont déjà signalées dans ce travail à l'occasion des rétrécissements cicatriciels, auxquels ils appartiennent en effet. Je ne ferai donc que les rappeler ici. Thompson signale comme cause de rétrécissement le plissement du bout supérieur au niveau du collier de l'invagination, et l'adhérence possible de ce pli, qui, après l'élimination du boudin, empêche cet intestin de reprendre son calibre. Mais la cause de rétrécissement la plus fréquente est sans aucun doute celle qui résulte de la cicatrisation des deux bouts de l'intestin à ce niveau. Le tissu de cicatrice peut être saillant à l'intérieur, constituer une masse dure, fibreuse, inextensible, qui laisse d'abord passer les matières, mais qui, par sa coarctation quand la cicatrice est définitive, peut devenir un obstacle suffisant pour déterminer la mort. Dans un cas observé par Thompson, le canal de l'intestin pouvait à peine admettre le petit doigt. On retrouve donc ici toutes les altérations que j'ai dit plus haut pouvoir succéder aux cicatrices de l'intestin et sur lesquelles je ne crois pas devoir revenir. Il suffit de les indiquer.

L'invagination intestinale, quelle que soit la partie de l'intestin dans laquelle elle se produit, peut présenter des variétés relatives à son étendue, à sa direction et à son nombre ; elle est unique ou multiple. L'étendue de l'invagination, comme cela ressort des faits précédents, est en général restreinte pour l'intestin grêle et considérable, au contraire, pour le gros intestin.

La direction mérite une mention spéciale. On dit que l'invagination est directe ou descendante quand elle se produit de haut en bas ; c'est la plus commune, c'est l'invagination que je dirais volontiers *classique*. D'autres fois, l'invagination est ascendante ou rétrograde, elle n'atteint jamais un gros volume, car l'obstacle au cours des matières est beaucoup plus complet que dans la forme précédente. A cette variété d'invagination appartiennent les faits suivants : Evr. Home (*Trans. for méd. chir. Knowledge*, t. I, p. 115) a observé cette lésion chez un mousse empoisonné par l'arsenic. J'ai cité de M. Harisson (*Quarterly journal*, Dublin, août 1848, obs. n° 34), une invagination rétrograde du colon descendant dans le colon transverse.

L'invagination multiple, qu'elle soit double ou triple (M. Bucquoy, obs. n° 15) peut se décomposer de la manière suivante : tantôt les invaginations sont descendantes, tantôt, au contraire, l'une est descendante et l'autre retrograde (obs. de M. Goupil, n° 14), et les deux boudins de l'invagination n'ont aucun contact l'un avec l'autre. D'autres fois, le boudin de l'invagination supérieure s'invagine à son tour dans l'intérieur du cylindre central du boudin inférieur, de sorte qu'il existe cinq cylindres emboîtés. C'est à un cas de ce genre que se rapportaient l'observation de M. Moutard-Martin (*Traité des hernies par Scarpa*, traduit par M. Cayol, Paris, 1812) et les n°ˢ 15 et 40 des observations que j'ai présentées.

TROISIÈME CLASSE.

Étranglement interne par suite de la présence d'un corps étranger.

Les corps étrangers du tube digestif sont nombreux, mais je ne dois m'occuper ici que de ceux qui, par leur présence dans l'intestin, peuvent donner lieu aux symptômes de l'étranglement interne, et ils sont loin d'être rares. La science possède un grand nombre d'observations éparses; je placerai dans ce travail le résumé de quelques faits seulement, mais qui seront une démonstration des déductions anatomo-pathologiques que je me propose de faire.

Les corps étrangers de l'intestin, capables d'en déterminer l'oblitération, sont, les uns vivants. les autres des productions inorganiques; ces dernières peuvent venir du dehors ou bien encore être développées au-dedans de nous. Dans le premier cas, comme ils peuvent avoir un certain volume, ils sont presque toujours introduits par la cavité buccale. C'est dans cet ordre que je les examinerai. Cette division, déjà depuis longtemps classique, a le grand avantage de ne point grouper des faits jusqu'à un certain point identiques, mais pour lesquels les commémoratifs sont un puissant élément de diagnostic et qu'ils peuvent éclairer.

Obs. LXIII. Femme de 42 ans qui était constipée, douleur dans la région stomacale; enfin dans les derniers temps de sa vie, il y eut exagération de tous ces symptômes avec vomissements stercoraux.

Autopsie. — Il existait une ulcération du duodénum dans le point correspondant à la vésicule biliaire à laquelle il adhérait; cette vésicule contenait encore un petit calcul enchatonné. Un calcul biliaire volumineux, oblong, un peu aplati, ayant 6 centimètres de long et 4 centimètres dans son plus grand diamètre, oblitérait l'intestin grêle; il pesait 440 grains. (Howship, *Arch. gén. de méd.*, t. 27, p. 407.)

Obs. LXIV. — Homme de 56 ans, qui depuis longtemps éprouvait une gêne dans les fonctions digestives ; tout à coup il fut pris de douleurs abdominales et de vomissements alimentaires. Cela dura 13 jours, puis les matières vomies devinrent stercorales; constipation opiniâtre.

Autopsie. — Il existait des calculs biliaires dans l'iléon dont ils remplissaient toute la cavité; ils formaient un cylindre continu qui se fractionna par la dessiccation. La vésicule contenait beaucoup de concrétions analogues; l'une d'elles obturait l'extrémité inférieure du canal cholédoque. (M. Puyroyer. *Arch. gén de méd.*, 2ᵉ série, t. 5, p. 225.)

Obs. LV.—Femme de 75 ans, d'une bonne santé habituelle, sauf un peu de constipation. Cette malade fut prise tout à coup de vomissements fréquents, d'abord de matières alimentaires, puis bilieuses. Mort six jours après.

Autopsie. — A la partie supérieure de l'intestin grêle existait une tumeur oblongue dure, de la grosseur d'un œuf de pigeon, qui formait obstacle au cours des matières ; cette tumeur était formée par un calcul biliaire. Des adhérences existaient entre la vésicule et le duodénum, et une large perforation faisait communiquer les deux cavités. (M. Renaud, *Arch. gén. de méd.*, 2ᵉ série, t. V, p. 223.)

Obs. XLVI. — Vieillard qui, dans les derniers jours de sa vie, avait été en proie à tous les symptômes de l'étranglement interne.

Autopsie. — Il y avait une obstruction complète du jéjunum par un calcul biliaire ; il était de forme conique, d'une longueur de 5 centimètres, et de 4 centimètres de diamètre. Le duodénum et le colon ascendant adhéraient au fond de la vésicule biliaire ; une perforation, qui permettait l'introduction du doigt, les faisait communiquer. (M. Monod, *Arch. gén. de méd.*, 2ᵉ série, t. 5 , p. 224.)

Obs. XLVII. — Femme de 51 ans, qui avait éprouvé des douleurs vives sur le trajet des canaux hépatiques et revenant par intervalle, ictère, plus tard exagération des douleurs, constipation, vomissements.

Autopsie. — Pas de trace de vésicule biliaire, rétrécissement hypertrophique du pylore ; le duodénum admettait à peine une plume ; le jéjunum et l'iléon avaient leur diamètre normal ; au centre de l'iléon existait un calcul biliaire enchatonné. (Barlow, *Arch. gén. de méd.*, 4ᵉ série, t. VIII, p. 97.)

Obs. XLVIII. — Femme de 51 ans qui, tout à coup, fut prise de douleur vive au côté droit du ventre, constipation, nausées, puis vomissements d'abord de matières alimentaires, ensuite fécaloïdes. Sept jours après le début des accidents, évacuation par les selles d'un calcul biliaire du volume d'une grosse châtaigne ; deux autres calculs analogues furent rendus dans l'espace de trois jours. (Porta, *Arch. gén. de méd.*, t. XII, p. 432.)

Obs. XLIX. — Homme de 76 ans. Ce malade, qui a éprouvé de longs et nombreux symptômes d'obstruction intestinale, car les accidents ont duré près de six mois, a fini par rendre par les gardes-robes un calcul biliaire qui avait le volume d'un gros œuf de poule. Il était dur à son centre et formé par un noyau ovalaire de 18 mill. sur 15, presque exclusivement formé de cholestérine ; cette partie centrale était entourée de matières fécales concrètes, jaunes et brunâtres dans certains points. (M. Neill, *Arch. gén. de méd.*, 4ᵉ série, 1858, p. 360.)

Obs. L. — Homme de 18 ans, qui, voulant faire cesser un dévoiement opiniâtre, mangea une grande quantité d'œufs durs ; il s'ensuivit une constipation, et le malade fut traité pour un volvulus.

Autopsie. — Il existait une colonne d'excréments fort durs située dans le jéjunum ; les intestins étaient très-dilatés au-dessus. (La Martinière, *Mém. acad. de chir.*, t. IV, p. 226.)

Obs. LI.— Femme de 30 ans, qui vers l'âge de 18 ans avala près de deux livres de cerises avec leurs queues et leurs noyaux. Cette malade éprouva de la constipation, des douleurs abdominales, de fréquents vomissements ; on voyait les intestins se dessiner à travers les parois de l'abdomen. Dans les derniers jours de la vie seulement, les vomissements étaient devenus stercoraux, en même temps que l'on y a constaté l'existence d'un certain nombre de noyaux de cerises.

Autopsie. — Dans la partie inférieure de l'iléon existait un rétrécissement circulaire en forme de diaphragme, et au-dessous en existait un second. Au-dessus de ces deux rétrécissements l'intestin grêle était très-dilaté et contenait des matières fécales sous forme de bouillie, analogues à celles rendues pendant la vie et mélangées de noyaux de fruits divers. (M. Caron, *Soc. anat.*, 1855, p. 412.)

Obs. LII. — Homme de 32 ans qui pendant deux mois éprouva des douleurs abdominales, avec des gardes-robes difficiles et légèrement colorées, avec empâtement et matité à la partie moyenne de l'abdomen. On crut à une affection des glandes mésentériques.

Autopsie. — A la jonction de l'iléon avec le cœcum existait une poche à parois épaisses adhérentes aux parties voisines, elle avait le volume d'une tête de fœtus et était formée par l'iléon. Cette poche contenait 120 noyaux de prunes , quelques noyaux de cerises et 92 balles qui offraient des facettes ; la valvule iléo-cœcale était presque entièrement oblitérée. (M. J.-P. Dor, *Arch. gén. de méd.*, 2ᵉ série, t. 11, p. 375.)

Obs. LIII. — Homme qui fut apporté mort à l'hôpital, à la suite de violentes coliques.

Autopsie. — L'S iliaque était obturée par une masse d'excréments et de noyaux de cerises, au nombre de 12, il en existait d'autres dans le cœcum. (M. Bottin, *Journ. gén. de méd.*, t. 6, p. 203.)

Obs. LIV. — Femme qui portait au niveau de l'ombilic une tumeur donnant une crépitation des plus évidentes.

Autopsie. — Rétrécissement produit par une hypertrophie considérable des fibres musculaires de l'intestin grêle, survenue à la suite de l'opération d'une hernie crurale ; au-dessus existait une accumulation de plus de 600 noyaux de cerises, et c'est leur frottement qui produisait la crépitation pendant la vie et qui persistait après la mort. Thompson a démontré que la plupart des noyaux de cerises remontaient à l'année précédente. (M. Mimart, *Soc. anat.*, 1835, p. 184.)

Obs. LV. — Homme de 70 ans qui, après de violentes coliques et des efforts infructueux pour aller à la selle, vit apparaître une tumeur dans l'aine gauche : les gardes-robes se suprimèrent et il survint des vomissements bilieux ; ces accidents survinrent à la suite d'une hernie crurale qui fut opérée.

Autopsie. — Une cerise obturait l'intestin au niveau de la partie qui avait été étranglée ; les tuniques muqueuses et musculeuses à ce niveau avaient été détruites et la cerise faisait soupape. (M. Denonvilliers, *Gazette des hôp.*, 1842, p. 424.)

Obs. LVI. — Femme âgée qui portait à l'ombilic une tumeur volumineuse qui donnait un sentiment de crépitation.

Autopsie. — Il existait un rétrécissement considérable de l'intestin et au-dessus étaient accumulés plus de 600 noyaux de cerises. (M. Bérard, *Arch. gén. de méd.*, 2ᵉ série, t. 11, p. 376.)

Obs. LVII. — Homme de 46 ans, qui présentait une tumeur solide de la fosse iliaque droite donnant une certaine crépitation. Il existait de la constipation, des coliques, météorisme du ventre, puis vomissements. Mort.

Autopsie. — Traces de péritonite chronique avec fausses membranes anciennes, organisées. Il existait un cancer du cœcum, qui en rétrécissait notablement la cavité, et deux noyaux de pruneaux placés au-dessus pouvaient, en se déplaçant, boucher l'orifice de la valvule iléo-cœcale. (M. Gelez, *Soc. anat.*, t. XVII, p. 285.)

Obs. LVIII. — Enfant de 2 ans, mort en quelques heures à la suite de vomissements survenus spontanément. 36 heures avant, cet enfant avait mangé en grande abondance du gras-double.

Autopsie. — L'intestin grêle renfermait dans son tiers inférieur 200 grammes d'un liquide épais, mêlé de sang; vingt vers lombrics, formant un peloton de la grosseur d'un œuf de poule, obturaient complétement la cavité intestinale, et au milieu se trouvaient des morceaux de gras double d'apparence fibreuse et décolorés par la digestion. Plusieurs vers lombrics avaient perforé de part en part ces morceaux. (M. Perrin, *Gaz. des hôpitaux*, 1852.)

Obs. LIX. — Homme de 41 ans, qui avait déjà avalé plusieurs corps étrangers, couteaux, cuillers à café, pièces de cinq francs. Le 27 juillet 1851, il avala une pipe de terre avec son tuyau long de six centimètres. Le lendemain, coliques, vomissements, diarrhée. Ces accidents continuent jusqu'au 1ᵉʳ septembre; il entre alors à l'Hôtel-Dieu; l'exploration attentive du ventre ne permit point à M. Gosselin de reconnaître de tumeur, mais la percussion lui fit constater une matité dans la fosse iliaque droite, qu'il constata à plusieurs reprises. Le lendemain à la visite, décidé à pratiquer la gastrotomie, la percussion lui montra que le corps étranger était déplacé et il fut rendu dans la journée; mais le malade est mort quelques jours après. (M. Gosselin, *Bul. de la Soc. de chir.*, t. 2, p. 326.)

Il résulte des observations précédentes, recueillies en quelque sorte au hasard, et qui sont cependant suffisantes pour donner une juste idée de cette question, que la plupart des corps étrangers capables de produire un étranglement interne, ne l'ont déterminé qu'à la condition qu'il existait un rétrécissement préalable. En effet, le canal intestinal, lorsqu'il est normal, est le plus souvent assez dilatable pour laisser passer des corps même volumineux qui le traversent, quand par leur nature ils ne sont pas capables de déterminer des accidents graves. Il importe cependant de noter que, même en dehors d'altérations organiques, l'intestin représentant un canal qui va en se rétrécissant du duodénum à l'iléon, un corps qui a pu passer librement à la partie supérieure, pourra s'arrêter à la partie inférieure ; c'est en effet ce que l'on constate dans quelques-unes des observations que j'ai rapportées. De plus, à l'union de l'intestin grêle avec le gros intestin, il se rencontre un détroit normal qui peut encore s'opposer au passage de ces corps ; mais ce détroit présente une disposition très-favorable au cours des matières : il est dilatable de haut en bas ; ce n'est véritablement qu'en remontant du gros intestin dans l'intestin grêle, qu'il constitue une barrière presque infranchissable. Il peut donc arrêter momentanément, à ce niveau, un corps étranger ; mais, au bout d'un certain temps, s'il n'existe pas d'altération organique, la dilatation est presque toujours suffisante pour que le corps étranger passe, et il est alors rejeté par l'anus.

1° *Étranglement interne par corps étrangers vivants.* Les corps étrangers vivants capables de déterminer une obstruction de l'intestin, sont de deux ordres : ou bien ce sont des polypes, ou des helminthes.

Les polypes sont fréquents dans l'intestin, la plupart sont même pédiculés ; mais je ne crois pas que seuls, sans rétrécissement organique, ils soient susceptibles d'oblitérer ce canal ; cela a été vu pour l'orifice pylorique, et le musée Dupuytren, n⁰ˢ 81, 83, 84 (*lésions du tube digestif*), renferme des pièces où cette altération existe ; mais alors les accidents que l'on observe n'appartiennent point à l'étranglement interne. De plus, ces tumeurs, qui ne sont que des hypertrophies souvent bornées à la muqueuse, ne constituent point de véritables corps étrangers. Pour que les polypes de l'intestin déterminent un étranglement interne en s'engageant dans un rétrécissement préalable, comme leur pédicule n'est pas très-long, il faut que le rétrécissement soit très-rapproché de la tumeur, condition indispensable qui doit être rare, et je ne connais de fait démontré que celui rapporté par M. Nélaton (*Éléments de pathologie chirurgicale,* t. IV), et que j'ai déjà cité à l'occasion des rétrécissements hypertrophiques.

Les helminthes capables de déterminer par leur présence dans l'intestin un volvulus sont des faits rares. Camper en cite un exemple, et M. Perrin (obs. n° 58) en a rapporté un des plus remarquables, puisque l'enfant a succombé en quelques heures ; mais encore dans ce fait, qui est des plus intéressants, la lésion était complexe, puisque, outre les vers lombrics pelotonnés, il existait au niveau du rétrécissement une masse dense d'aspect fibreux, et que l'auteur rapporte à du gras-double qu'avait mangé cet enfant en assez grande abondance, pour son dîner.

Cette observation n'en établit pas moins la possibilité de l'oblitération de l'intestin par des helminthes ; à ce titre elle est d'un grand intérêt; elle en emprunte encore un autre à la position qu'occupaient ces helminthes dans les morceaux de gras-double, et qui se rapporte à cette question encore si controversée de l'existence ou de la non-existence d'organes perforateurs, qui permettraient à ces vers de traverser les parois intestinales, opinion que je ne puis développer sans sortir de ma question ; mais si les organes perforateurs ne sont pas connus, l'opinion qui veut qu'ils puissent perforer les parois intestinales me paraît avoir quelque probabilité en sa faveur.

2° Etranglement interne par des corps étrangers non vivants inorganiques. Les corps étrangers inorganiques introduits par la bouche ne déterminent que très-rarement des symptômes d'iléus ; la plupart de ces corps, lorsqu'ils sont volumineux, s'arrêtent dans l'œsophage avant d'arriver dans l'intestin ; et quand ils s'engagent dans ce dernier, ils sont généralement, au bout d'un certain temps, évacués par l'anus sans déterminer de véritables accidents d'obstruction. Le nombre de ces corps, même volumineux, qui ont ainsi franchi tout le tube digestif, est nombreux, et leur variété est presque infinie. Un forçat de Brest avala un rasoir et deux couteaux. D'autres fois, on a vu un couteau avalé avec sa gaîne, des ciseaux, une flûte, une fourchette, etc.; mais le fait assurément le plus intéressant des corps étrangers volumineux avalés et ayant pu déterminer des accidents d'étranglements internes est celui de M. Gosselin (obs. n° 59). La pièce est déposée dans le musée Dupuytren, sous le n° 286 (*des lésions du tube digestif*): des accidents bien caractérisés d'obstruction intestinale se manifestèrent, et la place occupée par le corps étranger put même être assez nettement diagnostiquée, ce qui pouvait être d'une grande ressource, comme l'a établi M. Gosselin, s'il se fût décidé à pratiquer l'entérotomie. Cette opération a été un moment dans son intention, mais le corps étranger n'a pas tardé à franchir la valvule de Bauhin, au niveau de laquelle il était arrêté, et il a été assez rapidement après rendu par les selles. C'est donc le plus souvent dans l'œsophage et à l'orifice pylorique de l'estomac qu'ils s'arrêtent, et Hévin, dans son mémoire (*Mémoires de l'Académie de chirurgie,* t. IV), rapporte trois cas de gastrotomie dans lesquels un couteau a été retiré de l'estomac avec succès.

Mais il est des corps étrangers d'un petit volume qui peuvent faci-

lement franchir l'orifice pylorique, et que leur nombre et leur accumulation rendent néanmoins capables d'oblitérer l'intestin, surtout
quand il existe en un point quelconque de sa longueur un rétrécissement organique préalable. J'en ai réuni plusieurs observations nᵒˢ 52,
54, 55, 56, 57. Dans toutes ces observations, le rétrécissement était
évidemment la lésion principale. Ces corps étrangers étaient des
noyaux de prunes ou de cerises. Deux fois (obs. 53 et 55 de
MM. Bottin et Denonvilliers) la portion d'intestin rétrécie avait fait
partie d'une hernie et avait été étranglée, et les noyaux s'étaient
accumulés au-dessus ; dans le fait de M. Denonvilliers, c'était
même une cerise entière. Dans les quatre autres observations la nature du rétrécissement n'a pas été nettement indiquée, à l'exception
cependant de l'observation de M. Gelez (obs. 57), où il est dit que le
rétrécissement était cancéreux. Dans deux de ces observations,
nᵒˢ 54, 56, le nombre des noyaux de cerises était considérable,
puisqu'il est évalué à six cents, et dans le fait de M. Mimart (obs.
nᵒ 54), les noyaux, qui formaient une tumeur au niveau de l'ombilic, donnaient, à la palpation de l'abdomen, une crépitation des
plus évidentes et qui a dû être attribuée à leur frottement réci-
proque.

Les concrétions fécales qui résultent de matières accumulées et
durcies dans l'intestin, peuvent aussi quelquefois déterminer des
symptômes d'obstruction intestinale. Leur siége est dans le gros intestin; c'est principalement dans le cœcum, la partie supérieure du
rectum, que s'accumulent ces matières, qu'il est toujours assez facile
de reconnaître par le palper abdominal ou le toucher rectal, suivant le
siége qu'ils occupent. M. Cruveilhier (*Anat. path. gén.*, t. II, p. 155)
rapporte l'observation d'une vieille femme de la Salpétrière, chez laquelle le rectum, l'S iliaque et le colon ascendant étaient remplis,
distendus par des concrétions fécales qui avaient déterminé tous les
symptômes de l'étranglement interne. Sur 17 observations que j'ai
réunies de corps étrangers obstruant l'intestin, une seule (obs. 50)
se rapporte à cet ordre de lésions; seulement son siége est insolite ; elle
est due à M. de la Martinière, et l'on peut voir que l'individu, qui a
été traité pour un volvulus, avait dans le jéjunum une colonne d'excréments fort durs et qui se seraient ainsi accumulés dans une circonstance exceptionnelle ; c'était chez un jeune seigneur qui, voulant
faire cesser un dévoiement opiniâtre, mangea une grande quantité
d'œufs durs. Mais presque toujours, ces boules fécales, à moins de
complications spéciales, après avoir donné lieu à quelques symptômes
de l'iléus, comme cela résulte d'un travail de Camper (*prix de l'Académie de chirurgie*), se ramollissent sous l'influence d'un traitement

convenable, et leur évacuation spontanée fait cesser les symptômes
de l'iléus, qui sont rarement mortels dans ces cas.

Les étranglements internes sont assez souvent produits par des
corps étrangers inorganiques formés au dedans de nous, et ils sont
souvent moins volumineux que ceux introduits par la bouche. Ces
corps étrangers inorganiques du tube digestif sont toujours constitués
par des calculs biliaires ; car je ne sache pas que dans l'espèce hu-
maine on ait jamais constaté d'étranglements internes par de véritables calculs intestinaux. C'est aussi l'opinion émise par M. le professeur Cruveilhier, qui ne regarde pas comme tel celui qu'a cité Monro
(*Traité d'anatomie pathologique générale*, t. II).

Les observations de calculs biliaires arrêtés par un rétrécissement
de l'intestin et l'obturant sont nombreuses : sur les dix-sept observations précédentes, sept appartiennent à cet ordre. J'aurais pu en réunir beaucoup d'autres. Thomas Leigh (*the Medic.-chir. transac-
tions*) cite un cas d'obstruction par un calcul biliaire d'un volume
extraordinaire, qui donna lieu à tous les symptômes d'étranglement ;
le malade s'étant refusé à toute opération, le calcul fut évacué par les
selles. M. Brayne a vu un malade qui rendit par les selles, après de
vives coliques, un énorme calcul biliaire, et, à l'autopsie, quelques
années après, on trouva *le duodénum adhérent à la vésicule et présentant les traces d'une ancienne ulcération*. Il existe dans l'ancien
Journal de médecine l'observation d'une femme septuagénaire qui,
depuis trois ou quatre mois, éprouvait une douleur fixe vers le cœcum ;
la passion iliaque se déclara, et après quelques jours de durée les accidents cessèrent par l'évacuation d'un calcul biliaire qui était jaune
et du volume d'un œuf de poule. J.-L. Petit raconte qu'une dame qui
eut une jaunisse, accompagnée de coliques, et vit se développer dans
l'hypocondre droit une tumeur qui devint assez volumineuse, fut
prise tout à coup, après un bain, de vomissements accompagnés de
convulsions et d'une évacuation de sang considérable. On trouva
dans les matières rendues par l'anus un calcul biliaire long de 2 pouces 1/2 sur 1 pouce 1/2 de diamètre. Dans deux des observations du
tableau que j'ai présentées nᵒˢ 48, 49, et dues, l'une à Porta, et l'autre
à M. Neill, les accidents de l'iléus ont suivi la même marche. Dans la
première observation, les symptômes ont cessé après l'évacuation
d'un calcul biliaire qui avait le volume d'une châtaigne ; dans la seconde, il avait le volume d'un gros œuf de poule.

Mais les malades ne sont pas toujours aussi heureux. Ainsi, dans
l'observation de M. Barlow, on trouva le calcul enchatonné au milieu
de la longueur de l'iléon ; dans celle de Howship (obs. nᵒ 43), il obs-
truait une partie indéterminée de l'intestin grêle ; dans le fait de

M. Renaud (obs. n° 45), le calcul obturait la partie supérieure de l'intestin grêle ; la même disposition existait dans le fait de M. Monod (obs. n° 46) ; enfin dans l'observation de M. Puyroger (obs. n° 44), les calculs biliaires , agglomérés en grand nombre dans l'iléon, remplissaient toute la cavité de cet intestin.

Le volume de ces calculs est quelquefois considérable ; nous avons vu qu'il y en avait eu d'expulsés du volume d'une châtaigne (Porta); d'un œuf de poule ; ceux arrêtés dans l'intestin ont varié entre 1 pouce 3 lignes de long et 1 pouce 2 lignes de diamètre (M. Monod), et 2 pouces de long sur 1 pouce 1/2 de diamètre (Howship). Des calculs d'un volume aussi considérable, quoique rares, n'ont rien d'exceptionnel dans la vésicule biliaire ; mais on s'est longtemps demandé comment ils pouvaient traverser les canaux excréteurs des voies biliaires. M. Cruveilhier a cherché a démontrer que, dans ces cas, les calculs passaient directement de la vésicule biliaire dans l'intestin, et qu'alors le volume n'était plus un obstacle à ce qu'ils s'engageassent dans le tube digestif. Cette manière de voir explique aussi comment ces calculs peuvent devenir la cause d'une obstruction.

Les quelques exemples que j'ai réunis confirment la manière de voir de M. Cruveilhier ; car, dans plusieurs de mes observations, la nature a été, en quelque sorte, prise sur le fait. Il s'établit une adhérence entre la vésicule, le duodénum ou le colon; puis il se fait secondairement une perforation qui fait communiquer la vésicule avec l'intestin. Dans trois de mes observations, [dues à MM. Howship, Renaud et Monod, à l'autopsie, l'adhérence de la vésicule au duodénum a été constatée, et, dans les deux dernières, la perforation de la vésicule était même restée fistulaire et était la preuve que c'était par cette voie que le calcul avait pénétré.

Une fois arrivé dans l'intestin, le calcul peut cheminer lentement, trouver un obstacle et déterminer l'iléus ; en outre, comme il se rencontre des matières fécales et du mucus, son volume peut encore s'en trouver accru. Alors on s'explique comment il peut cheminer un certain temps et être arrêté ensuite, le calibre de l'intestin allant en diminuant de haut en bas.

QUATRIÈME CLASSE.

Etranglement interne proprement dit.

L'étranglement interne proprement dit est loin de se produire toujours de la même manière ; c'est cependant le plus souvent à la présence d'une bride constituant un anneau plus ou moins complet qu'il est dû. Mais l'origine, la nature de l'anneau présentent de notables différences, qui ont permis de distinguer un certain nombre de variétés,

plus curieuses peut-être encore au point de vue de l'anatomie pathologique que de la clinique, car dans tous ces cas la lésion est presque
toujours mortelle.

La question que j'ai à traiter étant plus spécialement d'anatomie
pathologique, je crois devoir décrire avec soin toutes les variétés de
brides. Pour mettre même plus de clarté et fournir quelques preuves
à l'appui des faits, je donnerai, comme pour les classes précédentes,
le résumé d'un certain nombre d'observations se rapportant aux variétés les plus souvent constatées.

Cette lésion étant presque toujours mortelle, cette énumération
des faits n'aurait qu'un simple intérêt de curiosité, si l'étude mieux
approfondie de ces étranglements ne devait point conduire un jour à
tenter, d'une manière plus générale qu'on ne le fait aujourd'hui, une
thérapeutique chirurgicale hardie, mais qui est le seul moyen d'arra-
cher les malades à une mort certaine.

Si les chirurgiens jusqu'à présent hésitent à pratiquer une opération aussi grave que celle qui consiste à ouvrir le ventre et à aller à la
recherche de l'étranglement ou d'une anse intestinale située au-dessus, c'est que précisément la clinique n'a pas encore fourni de données
positives caractéristiques des diverses formes, ces données ne pouvant
être utilement fournies qu'après une étude complète des faits. On
voit donc que ce qui, au premier abord, peut paraître un objet de curiosité anatomo-pathologique, pourra devenir un jour une grande con-
quête chirurgicale. C'est ainsi, comme je l'ai établi en commençant,
que la science marche : un fait est vu, son interprétation, sa symptomatologie ne sont point encore connues, mais elles le seront un jour;
et c'est seulement à partir de cette époque que la science peut être
considérée comme complète sur ce point. Aussi, je considère tout
symptôme, ou bien tout fait anatomo-pathologique isolé, comme un
jalon tendu à l'avenir, qui se chargera plus tard de l'utiliser. On comprend donc de quelle importance, si ce n'est pour le moment, est au
moins pour l'avenir l'étude des faits anatomo-pathologiques.

Je diviserai les étranglements internes proprement dits en cinq espèces, que je classerai de la manière suivante :

1° Étranglement interne par brides péritonéales ou épiploïques.

2°   —   par rupture du mésentère ou de l'épiploon.

3°   —   par l'existence de culs-de-sac péritonéaux.

4°   —   par diverticulum.

5°   —   par la présence de tumeurs abdominales
qui compriment l'intestin.

Étranglement interne par bride péritonéale ou épiploïque.

Des cinq espèces d'étranglement interne, celle par bride péritonéale est la plus commune, et dans le résumé que l'on trouvera plus loin on verra que j'ai pu en réunir trente-quatre observations. Mais dans tous ces cas les brides sont loin de présenter toujours la même disposition : tantôt elles sont multiples, d'autres fois uniques ; leur étendue aussi présente de grandes différences ainsi que leur point d'insertion. Comme presque toujours elles sont la conséquence d'anciennes péritonites qui ont été plus ou moins bien caractérisées, elles résultent d'organisations pseudo-membraneuses dont la consistance varie suivant qu'elles sont anciennes ou récentes ; leur volume peut aussi offrir de notables différences. Pour expliquer l'extrême fréquence de ces brides, qui sont quelquefois appelées à un rôle si malheureux, il suffit de réfléchir à la facilité avec laquelle les séreuses, en général, contractent l'inflammation pseudo-membraneuse, et le péritoine est peut-être de ces membranes celle dont l'inflammation adhésive se développe le plus rapidement ; nous avons déjà vu, à l'occasion de l'invagination, le parti heureux que la chirurgie avait tiré de cette propriété spéciale.

Ces brides, toujours adhérentes au moins par une de leur extrémité, peuvent être libres par l'autre ; mais presque toujours elles adhèrent par leurs deux extrémités, et alors, ou bien elles s'enroulent autour d'une ou plusieurs anses intestinales, ou bien elles constituent de véritables ponts sous lesquels s'étrangle l'intestin quand il s'y engage. Ces différents points d'insertion des brides ont permis aux auteurs d'en distinguer plusieurs variétés ; M. Andral en a admis cinq ; M. Rieux (thèse déjà citée), quatre ; M. Ragu (thèse de Strasbourg, 1853, *Considérations sur l'étranglement interne du canal intestinal*) en a admis six. Ces différents essais de classification des variétés ont de grandes ressemblances, ils ne diffèrent que par la réunion de deux variétés en une, ou la désunion d'une variété en deux ; on aurait encore pu les multiplier davantage. Chaque auteur apportera incontestablement sa classification, et par cette raison je me vois forcé aussi d'apporter la mienne, sans y ajouter plus d'importance qu'à celles de mes prédécesseurs. J'admettrai six variétés, mais qui ne seront pas cependant identiques à celles de M. Ragu. Je distinguerai donc : 1° *Les brides allant d'une portion d'intestin à une autre portion ; 2° les brides allant de l'intestin à la surface du péritoine ; 3° les brides allant d'une face du mésentère à l'autre ; 4° les brides allant d'un organe, foie, utérus, au péritoine ou à l'intestin ; 5° les brides formées par l'enroulement de l'épiploon et son adhérence à l'intestin ou au bassin*

6° *adhérences de plusieurs anses intestinales entre elles par des productions pseudo-membraneuses.*

Dans la première variété, la bride peut se présenter sous deux formes différentes : dans la première, elle relie deux anses intestinales éloignées qui ne se font pas suite, et dans ce cas elle décrit un pont sous lequel une anse, en s'y engageant, peut s'étrangler. Dans la seconde forme, c'est à la même anse intestinale que s'insèrent les deux extrémités de la bride, qui lui est alors parallèle. Lorsqu'elle est tendue, rien ne peut s'engager au-dessous ; mais si les deux extrémités, dans les mouvements si variés de l'intestin, viennent à se rapprocher, la bride raccourcie devient flottante, elle décrit un anneau au-dessous duquel une anse peut passer ; l'intestin auquel s'attache la bride venant à reprendre sa rectitude, l'anse intestinale est comprimée fortement : c'est ce qui paraît avoir existé dans deux observations que j'ai rapportées, nᵒˢ 60 et 65. Les accidents d'étranglement se développent spontanément, la bride préexistant à leur apparition.

Dans la seconde variété, l'intestin sert bien encore de point fixe à une des extrémités de l'agent constricteur, mais l'autre s'insère au péritoine pariétal, ou bien au mésentère (obs. nᵒˢ 61, 64, 72 et 80). La bride a généralement alors plus de longueur. Un des faits interessants de cette forme d'étranglement est certainement celui rapporté par Dupuytren (obs. nᵒ 72). La bride, dans ce cas particulier, adhérait au fond d'un ancien sac herniaire et à l'S iliaque ; comme cette portion d'intestin avait été probablement contenue dans le sac, après la réduction, la bride s'est trouvée allongée et à rétréci l'anse intestinale.

La troisième variété se rapproche beaucoup de la seconde, mais en dehors des points d'insertion de la bride qui sont différents ; puisque c'est aux deux faces du mésentère qu'elle se fait, la portion d'intestin qui passe sous le pont est généralement plus considérable (obs. nᵒˢ 62 et 66).

La quatrième variété peut être commune aux deux sexes, ou bien être spéciale à la femme ; cette dernière forme est celle qui offre le plus d'intérêt ; en effet, on voit très-souvent, à la suite de certaines métrites ou d'accouchements laborieux, des adhérences fibreuses s'établir entre l'utérus et les organes voisins, et alors l'étranglement peut se produire de plusieurs manières. Lorsque la bride est interposée entre la face postérieure de l'utérus et les parties latérales du rectum ou bien le péritoine qui tapisse la face antérieure du sacrum (obs. nᵒˢ 63, 70, 75, 76, 78 et 81), cette bride peut, avec les replis normaux utéro-rectaux, constituer une fente ou boutonnière, à travers laquelle une portion d'intestin, venant à s'engager, s'étrangle. M. Brogniart fils a présenté, l'année dernière, à la Société anatomique une pièce qui est déposée au musée Dupuytren, n°186 B, sur laquelle cette disposition est des mieux accusées ; la boutonnière existe ; mais l'intestin ne s'était point engagé par cet orifice. On comprend que chez l'homme la même disposition pourrait se rencontrer au niveau des replis vésico-rectaux ; mais les mêmes causes de péritonite n'existent plus. Une des observations les plus curieuses de bride insérée aux annexes de l'utérus est celle rapportée dans les *Arch. gén. de méd.*, 1ʳᵉ série, t. XXV, p. 166, obs. n° 67 : à la suite d'un accouchement, la malade a été prise de symptômes d'étranglement interne, elle est morte en 56 heures, et à l'autopsie on a trouvé l'iléon gangrené dans une longueur de 96 cent. Une bride de 54 cent. de long était fixée d'un bout à l'ovaire droit et de l'autre formait un nœud très-serré autour du mésentère de l'intestin gangréné ; l'auteur fait remarquer avec raison qu'il est probable que la rétraction de l'utérus après l'accouchement a tendu et fait serrer la bride qui étranglait si violemment, et qui préexistait à la grossesse ou s'était développée pendant la gestation.

L'observation n° 75, due à M. Rokitansky, a beaucoup d'analogie avec la précédente. La bride fibreuse était insérée au colon transverse et à l'ovaire, elle décrivait un cercle autour de l'intestin, qui s'était trouvé étranglé par l'abaissement de l'ovaire dans le petit bassin.

J'ai rapporté, d'après M. Bonnet (obs. n° 68), une bride qui, partant du foie, allait se rendre vers le milieu du flanc gauche, en passant sur le milieu des intestins. Ce qu'il y a de plus remarquable dans ce cas, c'est que le malade, pour diminuer ses souffrances, était condamné à prendre une position spéciale déterminée.

La cinquième variété, celle dans laquelle la bride est formée par l'enroulement de l'épiploon, sous forme de corde, avec adhérence de son extrémité inférieure au pourtour du bassin (obs. nᵒˢ 69 et 75), ou bien à l'intestin (obs. nᵒˢ 74 et 84), s'observe plus souvent chez les vieillards que chez l'adulte ; le grand épiploon est ratatiné, et l'intestin peut s'étrangler en passant au-dessous de lui ou bien en s'enroulant au pourtour, l'épiploon formant alors l'axe.

La sixième variété, qui est formée par l'adhérence de plusieurs anses intestinales entre elles, par suite de productions pseudo-membraneuses, est encore assez commune. J'ai pu en réunir trois observations (nᵒˢ 87, 88 et 90). Les anses intestinales, ainsi collées par de la matière plastique, peuvent décrire une fente en forme de boutonnière, ou bien un anneau à travers lequel une portion d'intestin, venant à s'engager, s'étrangle ; quelquefois même le seul parallélisme de deux anses d'intestin adhérentes entre elles suffit pour produire un obstacle complet au passage des matières. A. Cooper, à la suite d'une opération de hernie étranglée, ayant réduit l'intestin sans avoir eu soin de détruire les adhérences qui s'étaient formées entre les anses intestinales, vit son malade succomber sans que l'on pût obtenir d'évacuations alvines, et à l'autopsie, pour expliquer la mort, il trouva l'adhérence de deux portions d'intestin collées parallèlement l'une à l'autre ; les matières fécales étaient accumulées au-dessus de l'obstacle.

Obs. LX. — Homme de 19 ans, qui, quatre mois avant sa mort, fut pris d'une inflammation du bas-ventre; il avait été quinze jours sans aller à la garde-robe, et dix jours avant de mourir il éprouva de vives douleurs dans le ventre, accompagnées de vomissements.

Autopsie. — Il existait une bride longue de 12 centimètres , adhérente d'un bout au mésentère, près de la fin du jéjunum, et l'autre extrémité était attachée latéralement à l'iléon. Il est probable que, les attaches de cette bride flottante s'étant rapprochées, il se sera formé un pont sous lequel se sont étranglés environ 78 centimètres d'intestin. La constriction était telle que l'air ne pouvait passer. (Duvigneau, *Mém. Acad. roy. de chir.*, t. IV, p. 236.)

Obs. LXI. — Homme qui, chaque fois qu'il couchait avec une femme, éprouvait de violentes coliques. Dans la nuit de ses noces, il en fut pris tout à coup, et il mourut en trente-six heures.

Autopsie. — A 3 centimètres de l'embouchure de l'iléon dans le cœcum. existait une bride du volume d'un gros fil et de trois travers de doigt de longueur, attachée d'un côté à l'appendice du cœcum, de l'autre au mésentère, sous laquelle s'étaient engagés environ 36 centimètres de l'iléon. A l'autopsie on trouva la bride gangrénée, prête à se détacher. (De la Faye, *Mém. Acad. roy. de chir.*, t. IV, p. 237.)

Obs. LXII. — Homme qui, après avoir dîné, fut pris de tranchées, de vomissements, et mourut en trois jours.

Autopsie. — Il existait une bride qui partait de l'une des faces du mésentère et qui embrassait l'iléon sans lui adhérer ; elle s'attachait à l'autre face du mésentère, un peu obliquement. L'intestin était étranglé au-dessous. (Maille, *Mém. Acad. roy. de chir.*, t. IV, p. 238.)

Obs. LXIII. — Femme qui succomba en quelques jours. Une bride accidentelle était étendue du ligament large du côté droit au rectum du même côté. Une portion d'intestin grêle avait glissé une première fois entre cette bride et le sacrum, puis avait repassé entre cette même bride et la paroi antérieure de l'abdomen, et s'était engagée de nouveau entre le sacrum et la bride, de manière à former autour de celle-ci une espèce de nœud coulant. (Esquirol, *Arch. gén. de méd.*, t. VII, p. 471.)

Obs. LXIV. — Homme de 47 ans, qui tout à coup, après avoir mangé des haricots, fut pris de douleurs vives dans l'abdomen, avec vomissements et constipation ; il y eut issue de quelques gaz par l'anus. La mort survint en dix jours.

Autopsie. — L'iléon, à 18 centimètres de la valvule iléo-cœcale, était étranglé par une bride et perforé au-dessus. L'anse étranglée était en outre tordue au niveau de son pédicule. La bride, constituée par une frange épiploïque, naissait du colon ascendant, à trois travers de doigt du cœcum, descendait en bas et en dedans ; arrivée au pédicule de l'anse qu'elle étranglait, elle faisait autour d'elle deux circulaires serrées, après quoi elle se divisait elle-même, et l'un des chefs allait s'implanter à la paroi abdominale près de l'ombilic, l'autre au mésentère. (Le Bidois, *Arch. gén. de méd.*, t. XIII, p. 230.)

Obs. LXV. — Femme de 34 ans, qui succomba en neuf jours. Le ventre, qui était devenu douloureux surtout dans la région ombilicale, était météorisé ; il existait une constipation opiniâtre avec vomissements de matières verdâtres fortement odorantes.

Autopsie. — La portion d'intestin étranglée avait 72 centimètres de long, et l'étranglement avait lieu par une bride de 2 centimètres de long sur 2 millimètres de large ; elle unissait l'S iliaque à l'iléon. Ce cordon, qui était probablement tendu dans l'état ordinaire, s'était replié sur lui-même et avait formé un anneau à travers lequel passait l'anse indiquée. M. Louis considéra, en l'absence de trace de péritonite ancienne, ce cordon comme congénital. (M. Louis, *Arch. gén. de méd.*, t. XIV, p. 186.)

Obs. LXVI. — Mademoiselle Hullin, 28 ans, danseuse à l'Opéra, avait eu plusieurs phlegmasies abdominales ; elle éprouvait des vomissements pour la moindre cause ; tout à coup ils ont pris une si grande intensité que l'on crut à un empoisonnement.

Autopsie. — Il existait un appendice long de trois centimètres, large de 3 millimètres, qui adhérait par ses deux extrémités aux deux surfaces du mésentère et étranglait l'iléon à 10 centimètres environ du cœcum (M. Rostan, *Arch. gén. de méd.*, t. XIX, p. 332.)

Obs. LXVII. — Femme de 28 ans qui eut plusieurs enfants ; à la suite de son dernier accouchement, elle fut immédiatement prise de douleurs vives dans l'abdomen, avec constipation opiniâtre et vomissements. Mort en 34 heures.

Autopsie. — L'iléon était gangrené dans une longueur de 96 centimètres ; une bride de 54 millimètres de long était fixée d'un bout à l'ovaire droit, et de l'autre formait un nœud très-serré autour du mésentère de l'intestin gangrené. La rétraction de l'utérus après l'accouchement a probablement tendu et fait serrer la bride qui étranglait l'intestin. (*Arch. gén. de méd.*, t. XXV, p. 566.)

Obs. LXVIII. — Cet homme fut pris tout à coup de coliques avec constipation ; le ventre était tendu, douloureux ; il y eut d'abord des vomissements bilieux ; le malade ne pouvait rester couché que sur le flanc droit et un peu courbé en avant. Enfin, il survint des vomissements de matières fécales peu de temps avant la mort, qui eut lieu 9 jours après le début des accidents.

Autopsie. — Du bord droit du foie partait une bride de 4 millimètres de diamètre, qui passait sur le milieu de l'intestin grêle et venait se rendre dans le flanc gauche. Une seconde, plus courte, partait de la fosse iliaque droite et venait s'unir à la première vers la moitié de sa longueur. La première bride formait un double cercle autour d'une tumeur constituée par le cœcum et la fin de l'iléon. (M. Bonnet, *Thèse*, 1830, n° 246, p. 6.)

Obs. LXIX. — Jeune personne qui éprouva d'abord quelques douleurs dans le ventre au niveau de l'ombilic; puis survinrent des vomissements et de la constipation. Les vomissements, d'abord bilieux, prirent ensuite l'aspect de matières fécales, et la mort eut lieu au bout de 27 jours de maladie.

Autopsie. — Le grand épiploon adhérait dans la fosse iliaque au détroit supérieur du bassin; il formait une bandelette aplatie qui adhérait au mésentère vers son milieu. De cette disposition résultait une arcade, au-dessous de laquelle passaient trois circonvolutions d'intestin grêle, et l'une d'elles était assez fortement étranglée. (Bonnet, *Thèse*, 1830, p. 8.)

Obs. LXX. — Femme qui éprouva les symptômes de l'étranglement interne. A l'autopsie, on constata l'existence d'une double bride qui, partant de la face postérieure de la matrice, allait se fixer au péritoine qui revêt la face antérieure du cœcum. Une anse d'intestin s'était engagée dans cette fente et s'y était étranglée.

Obs. LXXI. — Femme de 19 ans qui éprouva d'abord des nausées, puis des vomissements de matières bilieuses, et plus tard de matières odorantes. Elle succomba au bout de 8 jours.

Autopsie. — Il existait une bride fibreuse dont les points d'insertion ne sont point indiqués dans l'observation, et sous laquelle s'était étranglée une anse peu volumineuse de la partie supérieure de l'intestin grêle. (M. Fleury, *Arch. gén. de méd.*, 3e série, t. 1, p. 102.)

Obs. LXXII. — Homme de 64 ans qui avait eu une hernie inguinale qui était réduite. Cet homme fut apporté mourant à l'hôpital; il avait le ventre douloureux, tendu et volumineux.

Autopsie. — Il existait une bride fibreuse qui s'attachait en haut à l'S iliaque, se dirigeait de haut en bas pour gagner le canal inguinal gauche, dans lequel elle s'engageait pour adhérer au fond d'un ancien sac, qui primitivement contenait probablement l'S iliaque, qui s'est trouvé étranglé par sa rentrée dans le ventre. (Dupuytren, *Leçons de clin. chir.*, t. III, p. 629.)

Obs. LXXIII. — Homme de 26 ans qui, trois jours avant sa mort, fut pris pour la première fois de coliques qui se renouvelèrent une seconde fois. Il éprouva tout à coup une douleur vive dans la fosse iliaque droite, avec nausées et vomissements. La mort eut lieu le quatrième jour.

Autopsie. — Dans la région ombilicale, au dessus du mésocolon transverse, existait une bride fortement tendue, formée par une portion du grand épiploon, derrière laquelle passait une anse d'intestin appartenant à la fin du jéjunum. (Dupuytren, *Leçons or. de clin. chir.*, t. III, p. 638.)

Obs. LXXIV. — Homme de 57 ans qui mangea deux livres de cerises avec leurs noyaux sans en éprouver d'accidents; 15 jours après, à la suite d'un second repas analogue au précédent, dans lequel il mangea une livre de cerises sans les noyaux, il éprouva des douleurs dans la fosse iliaque droite. Le ventre augmenta de volume, mais inégalement; constipation, vomissements. Dupuytren, reconnaissant un étranglement interne et soupçonnant qu'il était dans les environs du cœcum, pratiqua la gastrotomie par une incision sur la ligne blanche sans découvrir l'étranglement. Le malade est mort dans la nuit de l'opération.

Autopsie. Le grand épiploon, large supérieurement, venait, en s'enroulant en bas, adhérer, dans l'étendue de 14 centimètres, à l'extrémité de l'intestin grêle dans le cœcum. Une portion d'intestin grêle passait derrière l'épiploon, entre lui et le cœcum, près le point d'adhérence, et descendait jusque dans le petit bassin. Cette anse était étranglée par l'angle rentrant formé par l'épiploon et l'iléon. Dupuytren, dans son opération, a touché la bride, que des recherches peu prolongées ne lui ont point permis de reconnaître, le malade étant sur le point d'expirer. (Dupuytren, *Leç. or. de clin. chir.*, t. III, p. 649.)

Obs. LXXV. — Femme de 61 ans; gonflement du ventre, constipation opiniâtre, vomissements de matières fécales.

Autopsie. — Une pseudo-membrane naissait du colon transverse, près de la courbure gauche de ce viscère, côtoyait obliquement le bord gauche de l'épiploon, puis se portait, dans une longueur de 9 centimètres, à droite et en bas; elle venait s'attacher à l'ovaire, qui était attiré dans le grand bassin. Cette bride décrivait un tour et demi autour de la courbure gauche du colon et de son mésentère; elle serrait tellement l'intestin en deux points que son canal était oblitéré à ce niveau. (M. Rokitansky, *Arch. gén. de méd.*, 2ᵉ série, t. XIV, p. 209.)

Obs. LXXVI. — Femme qui éprouvait depuis plusieurs années des douleurs dans le ventre, avec gonflement et vomissements bilieux se répétant à intervalles. Cette femme, qui était mère de plusieurs enfants, succomba en 36 heures à une attaque plus violente que les précédentes.

Autopsie. — Des brides fibreuses s'étendaient en grand nombre de l'utérus aux parties voisines; l'une d'elles était insérée de l'utérus au rectum, auquel elle adhérait près des replis recto-vésicaux. Il existait entre cette bride et la partie postérieure de l'utérus une fente dans laquelle le doigt pouvait passer, et une anse d'iléon d'environ 36 centimètres de longueur s'y était engagée et étranglée. (M. Rokitansky, *Arch, gén. de méd.*, 2ᵉ série, t. IV, p. 210.)

Obs. LXXVII. — Homme de 36 ans; douleur violente et tension du bas-ventre, vomissements. Mort en 9 jours.

Autopsie. — Il existait une bride de 7 centimètres de long et de 1 centimètre 1/2 de large, s'étendant sur la surface antérieure du mésentère d'une anse de l'iléon, d'environ 36 centimètres de long. Une anse intestinale, placée entre la bride et le mésentère, s'y était étranglée. (M. Rokitansky, *Arch. gén. de méd.*, 2e série, t. XIV, p. 211.)

Obs. LXXVIII.—Femme de 37 ans, qui, à la suite d'un repas fait avec des haricots rouges, a été prise de coliques, de vomissements, avec constipation opiniâtre ; il existait une vive douleur dans la région épigastrique. Mort en 6 jours.

Autopsie. — Deux brides fibreuses s'implantaient sur la face postérieure de la vessie, et se dirigeaient vers la portion lombaire de la colonne vertébrale; l'une d'elles a pincé une anse d'intestin grêle qui était gangrenée au moment de l'autopsie. (M. Bonnafous, *Soc. anat.*, t. XVIII, p. 123.)

Obs. LXXIX.— Femme qui fut prise de frissons, de vomissements stercoraux.

On constata à l'autopsie que 72 centimètres de l'iléon étaient étranglés entre les lèvres d'une boutonnière formée par des adhérences anciennes du colon transverse avec le mésentère. (M. Deville, *Soc. an.*, t. XVIII, p. 199.)

Obs. LXXX. — Homme de 23 ans qui succomba en 10 mois aux symptômes d'un étranglement interne. Une bride à peu près verticale s'emplantait supérieurement vers la moitié de l'S iliaque, et inférieurement dans le cul-de-sac recto-vésical. Il n'y avait point d'intestin étranglé par cette bride; mais à ce niveau, le calibre était rétréci, il existait plutôt un étranglement par changement de direction que par constriction. (M. Bertherand, *Mém. de méd., de chir. et de pharm. milit.*, 1843.)

Obs. LXXXI. — Vive douleur dans le ventre, vomissements et constipation. Il existait une adhérence vicieuse de l'S iliaque avec la portion moyenne du colon lombaire gauche ; à travers l'anneau formé par cette adhérence dans la fosse iliaque, est venu faire hernie et s'étrangler l'intestin grêle. (M. Bernutz, *Soc. anat.*, t. XVIII, p. 295.)

Obs. LXXXII. — Enfant de 12 ans, qui depuis longtemps éprouvait dans l'abdomen et à plusieurs reprises des douleurs que l'observateur qualifie de crampes ; puis, lors de son dernier accident, ces douleurs devinrent plus vives, des vomissements se manifestèrent sans évacuations alvines possibles.

Autopsie. — Il existait des traces de péritonite violente; quatre circonvolutions de la partie supérieure du jéjunum étaient étranglées par une bride molle et épaisse, constituée par du tissu cellulaire de nouvelle formation et adhérente au duodénum et à l'intestin grêle lui-même. (Barlow, *Arch. gén. de méd.*, 4e série, t, VIII, p. 96.)

Obs. LXXXIII.—Homme de 20 ans : tout à coup, pendant qu'il était dans son lit, il éprouva une sensation de déchirure au niveau de l'ombilic; il survint de la constipation et des vomissements. On diagnostiqua un étranglement interne et la gastrotomie fut pratiquée par une incision sur la ligne

médiane. Le chirurgien, avec beaucoup de peine, reconnut du côté droit
20 centimètres environ d'intestin grêle étranglés à travers une ouverture
annulaire, en partie formée par une portion de l'intestin grêle et par quelques adhérences anciennes avec les os du bassin. A l'aide de douces tractions, l'intestin fut dégagé ; mais la mort survint au bout de 9 heures
(Golding Bird, *Arch. gén. de méd.*, 4e série, t. VI, p. 100.)

Obs. LXXXIV. — Femme de 55 ans, qui éprouva des douleurs vagues
de péritonite, le ventre se ballonna, il survint de la diarrhée et des selles
sanguinolentes.

Autopsie. — Une double bride, peu épaisse, étroite, pouvant être déployée,
et présentant alors l'aspect de l'épiploon ratatiné, s'étendait du bord gauche
du foie, auquel elle adhérait, se dirigeait en bas, un peu à droite, et
passait sur une anse d'intestin, à trois travers de doigt de la valvule iléo-
cœcale, sur laquelle elle exerçait une constriction intense. (M. Barth, *Soc.
anat.*, t. XXVI, p. 232.)

Obs. LXXXV. — Femme de 42 ans, qui était accouchée pour la deuxième
fois, onze mois avant l'invasion des accidents. Depuis sa dernière couche,
cette femme éprouvait des coliques qui revenaient tous les quinze jours ou
tous les mois. Le 26 mars, elle éprouva de nouvelles coliques, mais qui
persistèrent ; puis survinrent des vomissements, des crampes, les extrémités
se refroidirent. Il existait des douleurs sourdes dans tout le ventre, qui était
ballonné ; constipation opiniâtre, les circonvolutions intestinales se dessinaient à travers les parois de l'abdomen ; la douleur se localisa dans la fosse
iliaque droite. La malade mourut au bout de deux jours.

Autopsie. — Du niveau de la symphyse sacro-iliaque droite, partait une
bride fibreuse, qui se portait en haut et à gauche, vers l'angle sacro-vertébral, auquel elle se fixait, tandis que, par une expansion très-solide, elle se
confondait avec le mésentère. Il en résultait un anneau qui avait transversalement 5 centimètres, et 3 d'avant en arrière ; une anse d'intestin grêle,
longue de 25 centimètres, s'était engagée dans cet anneau et pendait dans
l'excavation pelvienne ; elle s'y était étranglée, et l'étranglement existait à
1 mètre 25 centimètres au-dessus de la valvule iléo-cœcale. (M. Beau,
Thèse de M. Vassor, 1852, p. 23.)

Obs. LXXXVI. — Homme de 50 ans, qui éprouvait de vives douleurs
dans le ventre, vomissements répétés, constipation, le ventre était ballonné.
Les circonvolutions intestinales se dessinaient à travers les parois abdominales. Cet homme avait eu une péritonite sept ans auparavant, elle était
survenue à la suite d'un coup de pied de cheval, et depuis cette époque,
il avait ressenti des coliques assez vives. Mort en 17 jours.

Autopsie. — Il existait une première bride qui partait d'une anse d'intestin grêle qu'elle entourait comme une virole et qu'elle fixait près de l'ombilic à la paroi abdominale ; elle avait une longueur de 2 centimètres. Une
seconde bride fibreuse partait de ce même point, et, accolée au péritoine,
longue de 5 à 6 centimètres, allait se fixer au niveau de l'épine iliaque an-

térieure et supérieure. Une anse d'iléon était venue se placer entre cette bride et la paroi abdominale et s'y était étranglée. (M. Savopulo, *Thèse*, 1854, p. 11.)

Obs. LXXXVII. — Homme de 52 ans, qui pendant 8 jours éprouva des vomissements caractéristiques répandant une odeur infecte ; constipation absolue, météorisme très-marqué, les anses intestinales se dessinaient à travers les parois abdominales.

Autopsie. — Il existait des traces d'une ancienne péritonite, et par suite il y avait adhérence du cœcum et de la fin de l'iléon à la partie postérieure de l'abdomen. L'iléon, avant de se rendre dans le cœcum, passait en y adhérant sous un pont formé par une double anse intestinale, que des arcades ou brides péritonéales faisaient sur la paroi postérieure droite de l'excavation pelvienne. (M. Nélaton, *Thèse de M. Savopoulo*, 1854, p. 13.)

Obs. LXXXVIII. — Femme de 24 ans, qui, au mois de juillet 1856, avait été prise de vives coliques et de vomissements avec constipation pendant quelques jours seulement. Le 29 juillet 1857, elle fut de nouveau prise de coliques vives localisées à l'ombilic ; puis survinrent des vomissements avec constipation absolue. Cette malheureuse succomba en 6 jours.

Autopsie. — Dans la fosse iliaque, l'intestin grêle au niveau de son tiers inférieur se repliait sous forme d'anse de manière à former un 8 de chiffre incomplet ; les deux points où les deux cercles du 8 se touchaient, sont le lieu où siégeait l'étranglement. Les deux portions qui se croisaient semblaient s'étrangler l'une sur l'autre ; le bout supérieur de l'intestin passait au-dessous du bout inférieur, qui disparaissait lui-même derrière l'anneau inférieur. Le point de réunion des deux anneaux était maintenu par des adhérences. (M. Barth, *Thèse de M. Besnier*, 1857, p. 66.)

Obs. LXXXIX. — Il existe au musée de l'hôpital St-Thomas, à Londres, une pièce (n° 1,357 A) où l'étranglement est déterminé par une bride qui part de l'épiploon et enveloppe une anse très-considérable de l'intestin grêle.

Obs. XC. — Homme qui a été pris tout à coup de coliques violentes avec vomissements. On crut à un empoisonnement par le cuivre, et l'on apprit après la mort du patient que depuis plus d'un mois cet homme se plaignait continuellement de coliques. Les accidents aigus n'ont duré que deux jours.

Autopsie. — Une anse d'intestin grêle formait un anneau qui étranglait deux autres anses du même intestin auxquelles il avait d'abord livré passage ; celles-ci, à leur tour, étranglaient l'anse qui formait l'anneau. (Ribes, *Gaz. des Hôpitaux*, 1839, p. 48.)

Obs. XCI. — Homme de 25 ans, qui portait depuis 10 ans une hernie de l'aîne droite et non contenue ; l'intestin s'étrangla à la suite d'un effort, la hernie put être réduite, les accidents persistèrent. Il y avait des adhérences de l'épiploon avec l'intestin, qui après la réduction formait un anneau qui étranglait la portion de l'épiploon. (Lapeyronnie, *Mém. Acad. roy. de chir.*, t. Ier, p. 193.)

Obs. XCII.—Homme de 85 ans, qui fut pris de douleurs vives dans l'abdomen, qui était distendu ; vomissements fréquents. Mort rapide.

Autopsie. —. Cet homme portait une hernie, qui a été réduite peu de temps avant sa mort ; une bride membraneuse embrassait deux circonvolutions intestinales qu'elle étranglait. (M. Weston, *OEuv. chirur.* de A. Cooper, p. 402.)

Obs. XCIII. —Homme de 26 ans, qui, au milieu de la nuit, après un souper copieux, fut pris de vives douleurs intestinales avec nausées et crampes, puis bientôt survinrent des vomissements. Mort cinq jours après.

Autopsie. — Une bride membraneuse s'attachait par l'une de ses extrémités à la portion du mésentère appartenant à l'iléon, s'avançait d'abord en avant et perpendiculairement à l'intestin, puis se retournait brusquement d'une manière circulaire en serrant fortement l'intestin, remontait en arrière et un peu en haut vers l'hypocondre gauche. (M. Dalrymple, *OEuvres* de A. Cooper, p. 403.)

DEUXIÈME ESPÈCE.

Étranglement interne par rupture du mésentère ou de l'épiploon.

Les déchirures accidentelles du mésentère ou de l'épiploon, capables de produire des accidents d'étranglements internes et de déterminer la mort des malades, sont des accidents assez rares. Arnaud, dans ses *Mémoires de chirurgie*, t. 2, p. 566, à l'occasion des hernies de l'épiploon, parle ce ces ruptures ; il en cite même des exemples, mais c'est dans les cas de hernies qu'il les a observés, et il cherche à établir que c'est à la suite d'une grande distension qu'elles se produisent. Les faits de Arnaud sont loin d'être rares et ils ne rentrent pas évidemment dans les termes de ma question. Je ne dois et ne veux m'occuper que des ruptures du mésentère ou de l'épiploon qui se produisent dans la cavité abdominale, et c'est dans cette cavité qu'existe alors l'étranglement.

Hévin, dans son mémoire sur la gastrotomie, rapporte le fait de Saucerotte (obs. n° 94); Scarpa en cite également un exemple : le célèbre Choppart aurait succombé à un étranglement produit par le passage d'une anse intestinale entre la colonne vertébrale et le mésentère ; Heüerman a trouvé l'iléon étranglé dans une ouverture calleuse du mésentère ; Textor (*Compendium de méd. pratiq.*) a vu deux anses d'intestin grêle étranglées dans une déchirure du péritoine ; M. Coutenot (*Bull. de la soc. de méd. de Besançon*) a publié une observation d'étranglement d'une anse de l'iléon par une déchirure opérée dans le mésentère près de son insertion au rachis.

Je placerai ici un résumé de 12 observations sur cette variété d'étranglement interne.

Obs. XCIV. — Homme qui éprouva de grandes douleurs dans la région lombaire droite ; vomissements bilieux puis stercoraux. Mort en neuf jours.

Autopsie. — Il existait au mésentère une ouverture annulaire de consistance ligamenteuse, à travers laquelle le cœcum, avec une portion du colon et une grande partie de l'iléon, avaient passé et s'étaient étranglés très-fortement. (Saucerotte, *Mém. Acad. roy. de chir.*, t, IV, p. 289.)

Obs. XCV. — Enfant de 8 ans qui tout à coup fut pris de douleurs très-vives dans la nuit. La mort arriva en quelques heures.

Autopsie. — La moitié des intestins grêles s'était engagée dans une ouverture pratiquée à la base du mésentère. Cette ouverture était de date ancienne, et l'auteur attribue les symptômes de l'iléus à l'obstacle apporté à ce niveau par des noix que l'enfant avait mangées en assez grande quantité dans la journée. (Jones, *Journal univ. des soc. méd.*, t. XV, p. 370.)

Obs. XCVI. — Homme de 42 ans qui avait succombé aux symptômes de l'iléus.

Autopsie. — Traces évidentes de péritonite violente, adhérences récentes des anses intestinales ; il existait une déchirure du repli droit vésico-rectal, à travers laquelle l'intestin s'était engagé de droite à gauche, 36 cent. environ avaient dépassé la bride et pendaient dans le petit bassin. (Gueneau de **Mussy**, *Lancette française*, t. V, n° 8.)

Obs. XCVII. — Femme qui, à la suite d'efforts pour accoucher, fut prise des symptômes d'iléus et mourut en 3 jours. Une anse d'intestin avait pénétré à travers une masse d'épiploon de la grosseur d'un œuf de poule, et qui formait depuis 9 ans une hernie ombilicale et s'y étrangla. (Baudelocque, *Art des accouchements*, t. I, p. 509.)

Obs. XCVIII. — Femme de 30 ans qui, dans une grossesse, avait éprouvé une sensation de déchirure à la région ombilicale pendant qu'elle soulevait un sac de farine. Trois ans après, elle fut prise tout à coup de constipation opiniâtre avec vomissements, et mourut en 20 heures.

Autopsie. — Dans le mésentère de l'iléon existait un orifice de 9 cent. de diamètre, à bords résistants, arrondis, lisses : il était situé près du cœcum, qui s'y était engagé et le traversait d'avant en arrière ; le colon ascendant était à demi roulé sur lui-même. (Rokitansky, *Arch. gén. de méd.*, 2ᵉ série, t. XIV, p. 211.)

Obs. CXIX. — Homme de 50 ans, d'une bonne santé, qui fut pris tout à coup, la nuit, de violentes coliques avec constipation, vomissements bilieux, puis stercoraux, hoquet, douleur abdominale à la pression. Mort en 11 jours.

Autopsie. — Traces manifestes de péritonite : dans la fosse iliaque droite existait une tumeur formée par une anse de l'iléon presque gangrenée et qui avait passé à travers une déchirure accidentelle du mésentère près du cœcum. L'anse étranglée était entourée d'une couche de lymphe plastique, formant comme un sac qui avait empêché l'épanchement des matières. (M. Biagini, *Gaz. toscane dell. sc. méd.*, n° 5, 1847.)

Obs. C. — Femme qui a été prise de vomissements bilieux ainsi que de toutes les matières ingérées dans l'estomac. Douleur à la région épigastrique, tension de l'abdomen, constipation.

Autopsie. — Dans le mésentère existait une ouverture qui formait l'étranglement et avait donné passage à la partie inférieure de l'iléon. (Palmer Jones, *OEuvre chir.* de A Cooper, p. 401.)

Obs. CI. — Homme de 80 ans qui avait fait une chute de cheval. Le lendemain il éprouva de vives douleurs à la région ombilicale avec vomissemen s continuels. La mort eut lieu le deuxième jour.

Autopsie. — Il existait une déchirure de l'épiploon, à travers laquel'e avait pénétré une portion d'intestin grêle qui s'y était étranglée. (Richard Croakes, *OEuvres chir.* de A. Cooper, p. 401.)

Obs. CII. — Jeune homme de 15 ans qui lutta quelque temps contre un vif besoin d'aller à la garde-robe, et lorsqu'il voulut le satisfaire, cela lui fut impossible ; alors survinrent des vomissements avec matité au-dessous de l'ombilic et sonorité au-dessus. Ce malade mourut au bout de onze jours.

Autopsie. — Les intestins étaient réunis par des adhérences molles et récentes ; le mésentère au-dessus du cœcum était percé d'un trou dans lequel s'était engagée et étranglée une anse de l'iléon ; elle était entortillée sur elle-même et fixée dans ce point par des brides. (Biaggini, *Arch. gén. de méd.*, 4e série, t. XI, p. 88.)

Obs. CIII. — Homme de 30 ans, mort à la suite du typhus. — A l'ouverture de l'abdomen, on fut étonné de ne point trouver l'intestin grêle. Cette cavité ne paraissait occupée que par le gros intestin. En suivant de bas en haut le colon à partir du cœcum, on constata une bande de mésocolon qui passait du voisinage de la terminaison de l'iléon vers le milieu du mésocolon transverse déplacé, abaissé. Il existait à ce niveau une rupture du feuillet antérieur; l'intestin grêle s'était introduit entre les deux lames du mésocolon à travers cette déchirure, et se trouvait comme dans un sac qui le contenait en totalité, à l'exception du duodénum. (Peacock, *Arch. gén. de méd.*, 4e série, t. XXII, p. 211.)

Obs. CIV. — Femme de 33 ans, qui était atteinte d'une hernie crurale depuis l'âge de 13 ans ; opérée depuis six mois, la hernie s'était reproduite, mais la réduction en était facile, lorsque tout à coup survinrent des accidents d'étranglement interne, et la malade mourut en deux jours.

Autopsie. — L'épiploon, qui avait anciennement contracté des adhérences à la face interne du sac, s'était déchiré, et environ 72 cent. d'intestin s'étaient étranglés à travers cette perforation. M. Chassaignac, *Bull. de la Soc. de chir.*, t. IV, p. 381.)

Ods. CV, — Homme qui, en 1845, étant dans le service de M. Chomel, éprouva tous les symptômes d'un étranglement interne. M. Nélaton fut appelé pour pratiquer la gastrotomie. Il fit à la paroi abdominale, au-dessus de l'arcade crurale, une incision, saisit une anse intestinale, la fixa à la plaie et l'ouvrit. Le malade mourut de péritonite trente-six heures après.

Autopsie. — La lésion intestinale portait sur l'intestin grêle, à peu de distance de l'étranglement, qui avait son siége tout auprès du cœcum. Une anse de l'iléon avait passé à travers une déchirure du mésentère. (M. Nélaton, *Union méd.*, 1851, p. 34.)

Il résulte des observations précédentes, que la cause de ces ruptures est le plus souvent ignorée. Sur les 12 observations que j'ai réunies quatre fois seulement une cause a pu être invoquée ; ainsi, dans l'obs. n° 98, on voit que, trois ans avant la mort, cette femme souleva, étant enceinte, un sac de farine, et pendant cet effort elle éprouva une sensation de déchirure.

Une autre fois (obs. n° 102), c'est à la suite d'un vif besoin non satisfait d'aller à la garde-robe, que se développèrent les symptômes de l'iléus. Dans l'obs. 97, c'est à la suite d'efforts d'accouchement ; enfin, dans l'obs. n° 101, à la suite d'une chute de cheval. Mais, même dans ces cas, rien ne prouve que ce soit là la véritable cause de la lésion, dont les résultats sont aujourd'hui bien constatés, mais dont le mode de production me paraît encore une énigme.

Le siége de ces ruptures peut aussi varier à l'infini ; le plus souvent il occupe le mésentère, c'est au moins ce qui existait dans 8 de mes 12 observations n°ˢ 94, 95, 98, 99, 100, 102, 103 et 105. Dans 3 observations, la déchirure du mésentère était près du cœcum. L'épiploon paraît se rompre beaucoup plus rarement, car je n'en ai constaté que 3 (obs. n° 97, 101 et 104). Une fois (obs. n° 96) la déchirure occupait le repli péritonéal recto-vésical du côté droit ; mais les deux faits les plus intéressants de ces ruptures sont assurément les deux rapportés par M. Peacock : dans l'un de ses faits (obs. n° 103), il existait, vers le milieu du mésocolon transverse, une rupture du feuillet antérieur ; l'intestin grêle s'était introduit entre les deux lames du mésocolon et se trouvait comme dans un sac qui le contenait en totalité.

Dans une seconde observation dont je placerai ici le résumé, une disposition analogue existait.

Ods. CVI. — Un charretier, âgé de 27 ans, fut pris, au moment où il venait de déjeuner, le 10 avril 1843, de douleurs vives dans l'estomac et de vomissements. Il entra dans la soirée à l'hôpital d'Edimbourg ; il n'avait pas été à la garde-robe depuis la veille, deux heures après midi ; il accusait des douleurs dans l'estomac ; l'abdomen était sensible et ballonné ; le malade vomissait tout ce qu'il prenait et avait aussi des crampes dans les muscles des extrémités inférieures. Ces accidetns continuèrent malgré un traitement approprié, la constipation persista, les vomissements prirent bientôt les caractères de matières fécales, les muscles des extrémités inférieures et les muscles abdominaux étaient dans un état de spasme continuel ; l'abdomen était entièrement sensible et ballonné, la face pâle et anxieuse, les extrémités froides, le pouls petit et fréquent. Les accidents continuèrent en s'aggravant jusqu'à la mort, qui eut lieu 41 heures après le début des premiers phénomènes.

Autopsie. — En ouvrant la cavité abdominale, on aperçut le colon descendant situé au-devant du cœcum et de la portion ascendante du colon. La partie médiane et latérale gauche de l'abdomen était occupée par une tumeur volumineuse dont la paroi antérieure mince transparente laissait apercevoir l'intestin grêle ; cette tumeur n'était autre qu'une hernie de l'intestin grêle dans l'épaisseur des replis du mésocolon gauche. Tout l'intestin grêle, le duodénum excepté, était renfermé dans le dédoublement des feuillets du péritoine. Le jéjunum pénétrait en haut dans le sac, en sortait pour y rentrer bientôt, et l'iléon s'en échappait à deux pouces environ au-dessus du cœcum. En retirant l'intestin du sac herniaire, on constata que le point d'étranglement était situé à deux pouces environ au-dessous de la valvule iléo-cœcale. (Peacock, *Arch. gén. de méd.*, 4ᵉ série, t.XXII, p. 212.)

TROISIÈME ESPÈCE.

Etranglement interne produit par l'existence de culs-de-sac péritonéaux.

Cette forme d'étranglement interne est assez rare, je n'ai pu en trouver que quatre exemples, dont trois sont rapportés dans la thèse de M. Rieux, et le quatrième est dû à Blandin. Je donnerai un résumé succinct de ces faits, qui méritent, à cause de leur rareté et de leur importance, une mention toute spéciale.

Le fait de Blandin (*Anatomie des régions*, 1826, p. 442) est le plus ancien en date, il diffère notablement des trois suivants, mais il est unique jusqu'à présent dans la science, et je ne saurais le rapprocher des autres espèces d'étranglements internes que j'ai admises ; c'est pourquoi j'ai préféré le placer ici.

La plus grande partie du paquet de l'intestin grêle s'était introduite par l'hiatus de Winslow, dans l'arrière-cavité des épiploons, de laquelle elle sortait par une ouverture étroite anormalement établie dans le mésocolon transverse, ouverture qui exerçait sur l'intestin une constriction très-forte et qui en avait déterminé le sphacèle.

Les trois faits rapportés par M. Rieux (*Thèse*, 1855, nº 128) sont relatifs à une singulière disposition que présentait le péritoine au niveau du cœcum. Je les donnerai en extrait.

Le premier est relatif à une femme de 42 ans qui succomba aux symptômes de l'iléus à la maison de santé. Vers le tiers inférieur de l'intestin grêle, une portion de ce même intestin, huit centimètres environ, s'enfonçaient dans une cavité anormale située derrière le cœcum. En cherchant à le tirer de cette cavité, on éprouvait une résistance, on sentait qu'il y était emprisonné, étranglé ; l'étranglement était même indiqué sur l'intestin par une dépression circulaire. La cavité située derrière le cœcum et terminée en cul-de-sac avait sept centimètres dans le sens longitudinal et cinq de profondeur. Elle était formée par le péritoine. Autour de l'orifice d'entrée, existait un épaississement du tissu cellulaire, représenté par un relief que faisait à ce niveau le péritoine et fermait l'orifice de la cavité à la manière du cordon d'une bourse.

La seconde observation de M. Rieux a été recueillie dans le même hôpital que la précédente et dans le service de M. Monod. C'est sur un homme de 44 ans ans qu'a été observée la lésion ; il a succombé avec tous les symptômes de l'iléus, et à l'autopsie on a trouvé que la dernière portion de l'intestin grêle était enfoncée sous le cœcum ; on en put retirer environ cinq centimètres de longueur. Cet intestin était rétréci, il avait à peine le quart de son volume normal, il était contenu dans une cavité formée par le péritoine.

La troisième observation a été vue par M. Rieux en 1847 et recueillie sur un petit garçon mort, à l'hôpital des Enfants, de pneumonie. Derrière le cœcum existait une cavité anormale de quatre centimètres de profondeur tapissée par le péritoine et dont l'orifice formait un léger relief. Cette cavité contenait une anse d'intestin qui flottait à l'aise ; mais on comprend comment, par la suite, elle aurait pu s'y étrangler.

Le mode de formation de ces prolongements ou culs-de-sac péritonéaux qui, dans les trois faits que j'ai rapportés, siégeaient toujours dans le même lieu, derrière le cœcum, ne peuvent se comprendre que de deux manières. On peut admettre que c'est le résultat d'un vice de conformation, ou bien, comme l'a pensé M. Deville, lors de la présentation de la première pièce de M. Rieux à la Société anatomique en 1848, que cette cavité s'est établie par le refoulement du péritoine par l'intestin dont il s'est coiffé. D'après cette seconde manière de voir, il se serait formé un véritable sac interne, dans lequel l'intestin, dans deux des trois observations, se serait étranglé ; mais laquelle de ces deux hypothèses est la vraie ? Il me paraît difficile de se prononcer, et il est nécessaire que de nouveaux faits viennent éclairer la question.

Etranglement par diverticulums.

Les diverticules capables de produire des étranglements internes sont de plusieurs espèces, j'en distinguerai trois : 1° Diverticulums anormaux, qui ont pour point d'origine l'intestin grêle ; 2° Diverticulums normaux, ou appendice cœcal ; 3° chez la femme la trompe utérine. Je placerai ici un résumé de vingt et une observations d'étranglement interne diverticulaire, qui seront la démonstration des faits que je vais chercher à établir.

Obs. CVII. — Homme de 33 ans qui fut pris subitement de douleurs abdominales avec vomissements continuels ; ce malade rendait tous ses aliments, il allait quelquefois à la selle ; mort en cinq jours.

Autopsie. — A 90 centimètres environ de l'extrémité inférieure de l'iléon, Moscati dit que l'intestin se *bifurquait*, mais cette bifurcation n'était évidemment qu'un diverticulum qui était long d'environ 15 centimètres, il entortillait deux fois une anse d'intestin et allait ensuite se fixer au mésentère. (Moscati, *Mém. acad. roy. de chir.*, t. III, p. 468.)

Obs. CVIII. — Homme de 19 ans qui éprouva spontanément des douleurs abdominales avec vomissements répétés ; mort en deux jours.

Autopsie. — Un appendice de l'intestin grêle long de vingt-un centimètres s'était contourné autour d'une anse d'intestin pour former un *nœud* en s'engageant entre son origine et l'intestin. (M. Regnault, *Bull. de la fac. de méd.*, t. V, p. 250.)

Obs. CIX. — Femme de 36 ans qui avait eu six enfants ; tout à coup elle éprouva de vives coliques, puis des vomissements bilieux, constipation ; mort en 12 jours.

Autopsie. — Un appendice de l'iléon naissait à 60 centimètres du cœcum, il était long de cinq centimètres, et son extrémité libre adhérait à une autre portion éloignée de six centimètres. Il formait ainsi un anneau sous lequel une anse d'intestin grêle s'était engagée. Ce n'était point cette anse qui était le siége de l'étranglement, mais elle comprimait une anse postérieure à l'anneau, de manière à y interrompre le cours de son contenu. (M. Rayer, *Arch. gén. de méd.*, t. V, p. 68.)

Obs. CX. — Homme qui avait éprouvé des symptômes de péritonite, et six ans après il fut repris de ces mêmes symptômes qui se terminèrent par la mort au bout de six jours.

Autopsie. — Il existait un diverticulum de l'intestin situé à 72 centimètres au-dessus du cœcum, il avait 15 centimètres de long, son extrémité libre adhérait à la paroi abdominale près de l'ombilic. Il formait autour de l'iléon une espèce d'anneau qui l'étranglait. (M. Wolff, *Gaz. méd. de Berlin*, septembre 1835.)

Obs. CXI. — Homme de 24 ans qui éprouva de violentes douleurs intestinales avec constipation opiniâtre, vomissements de matières fécales ; mort rapide.

Autopsie. — L'intestin, à 36 centimètres de sa terminaison, donnait naissance à un diverticulum de quinze centimètres de long qui se portait en bas, et qui, à environ six centimètres de son origine, adhérait par une membrane celluleuse très-résistante à la face inférieure du mésentère d'une portion d'intestin qui marchait parallèlement à son trajet. L'anneau ainsi constitué avait huit centimètres de diamètre et étranglait l'anse intestinale comprise entre les deux points d'attache du diverticulum. (Rokitansky, *Arch. gén. de méd.*, 2ᵉ série, t. XIV, p. 210.)

Obs. CXII. — Femme adulte qui pendant la nuit fut prise de nausées, de coliques, de vomissements des aliments, puis stercoraux ; le lendemain point de selles ni de tumeur appréciable ; mort en trois jours.

Autopsie. — Au-dessus de la valvule iléo-cœcale, naissait de l'iléon un appendice vermiforme qui s'était enroulé autour d'une anse intestinale comme la mèche d'un fouet autour d'un objet de petit volume. L'étranglement siégeait à douze ou quinze centimètres de la valvule cœcale. (M. Houlès, *Union méd.*, t. I, p. 284.)

Obs. CXIII. — Homme de 50 ans, d'une bonne santé antérieure, douleur et tension de l'abdomen, vomissements répétés ; mort en 12 jours.

Autopsie. — Une anse d'intestin grêle appliquée contre le colon ascendant était embrassée en forme d'anneau par un diverticulum anormal. (MM. Robert et Homolle, *Union méd.*, t. II, p. 584.)

Obs. CXIV.—Homme qui fut pris tout à coup, *est-il dit*, de tous les symptômes d'un étranglement interne ; mort en 20 heures.

Autopsie. — Il existait un diverticule de l'intestin grêle qui naissait de son tiers inférieur environ, et allait adhérer aux appendices épiploïques du colon descendant en se dirigeant transversalement, et passait au-devant d'une masse intestinale qu'il comprimait. (M. Jamain, *Soc. anat.*, t. XVI, page 74.)

Obs. CXV. — Enfant de 6 ans qui tout à coup fut pris dans le ventre de douleurs avec vomissements, constipation ; mort en 36 heures.

Autopsie. — Un diverticulum naissait de l'iléon à 23 pouces environ du cœcum, passait à travers une portion du mésentère, et se terminait en forme de ruban arrondi qui passait au-dessous d'un autre feuillet du péritoine pour aller adhérer à une autre partie de l'intestin. (Tinniswood, *London, and. Edimb.*, *Monthly journal*, juillet 1844.)

Obs. CXVI. — Jeune homme de 17 ans qui fut atteint subitement, en marchant dans la rue, de vomissements et de vives douleurs abdominales ; mort en 60 heures.

Autopsie. — Il existait un diverticulum anormal de l'iléon long de 5 cent. qui se continuait par une bande fibreuse avec le mésentère. Une anse d'intestin, longue de 36 cent., s'était engagée et étranglée sous le pont formé par le diverticulum. (M. Perin, *Gaz. médic. de Paris*, 3ᵉ série, t. V, p. 309.)

Obs. CXVII. — Femme de 24 ans qui, quelque temps après être accouchée, éprouva des douleurs dans la fosse iliaque droite, il existait en même temps de ce côté une tumeur ; vomissements stercoraux : mort en 2 mois.

Autopsie. — Un appendice naissait de l'iléon à 1 mètre du cœcum et se terminait par une extrémité multidigitée, après un trajet de 10 cent. environ, à une anse voisine d'intestin grêle, à l'épiploon, à la paroi abdominale au niveau du ligament de Fallope. Ce diverticulum étranglait, dans l'anneau qu'il formait, près de 90 cent. de la fin de l'iléon. (M. Bouvier, *Bull. de l'Acad. de méd.*, avril 1851.)

Obs. CXVIII. — Enfant de 15 mois qui succomba en 6 jours. Un diverticulum de l'intestin grêle adhérait par son extrémité libre à la face antérieure du mésentère, quelques pouces d'iléon s'étaient étranglés sous ce pont. (M. Rush, *Arch. gén. de méd.*, 4ᵉ série, t. XXIX, p. 84.)

Obs. CXIX. — Homme de 50 ans, d'une bonne santé habituelle, qui éprouva des douleurs avec tension abdominale, constipation, vomissements répétés ; mort en 12 jours.

Autopsie. — Une anse d'intestin grêle, appliquée contre le colon ascendant, était embrassée en forme d'anneau par un diverticulum de l'intestin adhérant d'autre part au mésentère à 4 mètres 1/2 du duodénum. (M. Fano, *Union méd.*, t. III, p. 238.)

Obs. CXX. — Homme de 26 ans, qui fut pris tout à coup de coliques violentes avec exacerbation, douleurs abdominales qui paraissaient avoir pour point de départ la région cœcale, vomissements ; mort en 57 heures.

Autopsie. — Diverticulum de l'iléon long d'un décimètre et d'un centimètre environ de diamètre qui passait sur la fin de l'iléon qu'il étranglait fortement et allait ensuite adhérer au péritoine voisin. (M. Ragu, *Thèse* de Strasbourg, 1853, p. 23.)

Obs. CXXI. — Femme qui, douze jours après être accouchée, fut prise de douleurs dans la fosse iliaque droite, de vomissements, et mourut en 8 jours.

Autopsie. — Le cœcum était étranglé par l'appendice cœcal roulé autour de lui. (M. Mourel, *Acad. de méd.*, 1837.)

Obs. CXXII. — Ventre tendu, douloureux, vomissements continuels. L'appendice cœcal avait contracté, par son extrémité libre, une adhérence avec le rectum, le paquet intestinal était tombé entre cette arcade et le sacrum, il était ensuite remonté par-devant et tombé de nouveau. (M. Rostan, *Arch. gén. de méd.*, t. XIX, p. 337.)

Obs. CXXIII. — Femme qui, pendant 12 ans, avait éprouvé des coliques intenses qui revenaient tous les six mois ; tout à coup coliques violentes et douleur fixe dans la région ombilicale, puis constipation, hoquets, vomissements. Ces symptômes, après avoir cessé, revinrent au bout de 12 jours avec une grande intensité; les matières vomies étaient stercorales.

Autopsie. — L'appendice cœcal, par son extrémité libre, avait contracté des adhérences avec la dernière portion de l'iléon et son mésentère. Il formait ainsi un pont sous lequel une anse d'intestin de la fin de l'iléon, longue de 34 cent., s'était introduite en se tordant sur elle-même, circonstance qui augmentait l'étranglement. (Dupuytren, *Leçons or. de cl. chir.*, t. III, p. 635.)

Obs. CXXIV. — Jeune homme de 17 ans qui, 7 ans avant sa mort, avait eu une entérite très-intense, et, depuis cette époque, de temps à autre, il éprouvait des coliques. Les accidents violents d'étranglement interne se sont développés après une indigestion occasionnée par une assez grande quantité de cerises avec leurs noyaux qu'avait mangées ce jeune homme.

Autopsie. — L'extrémité libre de l'appendice cœcal adhérait à la partie postérieure du cœcum, et décrivait ainsi une courbe qui étranglait une anse de l'iléon. (M. Coze, *Gaz. des Hôp.*, t. XXIV, p. 227.)

Obs. CXXV. — Femme de 45 ans, qui tout à coup fut prise de coliques intenses dans la région ombilicale, puis de vomissements, avec tuméfaction du ventre et sensibilité assez vive. Mort en trois jours.

Autopsie. — Il existait un étranglement par nœud diverticulaire; trois anses d'intestin étaient étranglées par l'appendice cœcal, qui s'était relevé, puis porté de haut en bas et de gauche à droite pour revenir de droite à gauche. Son extrémité rougeâtre, distendue, venait faire saillie entre les anses intestinales. (M. Raimbert, *Thèse* de M. Vassor, 1852, p. 14.)

Obs. CXXVI. — Constriction par une trompe utérine dont l'extrémité flottante avait contracté des adhérences avec les parties voisines. Les intestins, doublement entourés par ce lien, avaient été étranglés. (M. Rostan, *Arch. gén. de méd.*, t. XIX, p. 337.)

Obs. CXXVII. — Femme de 61 ans qui tout à coup a été prise d'accidents d'étranglement interne et qui a succombé en douze heures.

Autopsie. — Une portion d'intestin grêle de 1 mètre 60 cent. de longueur était étranglée au niveau du promontoire par une bride qui, de l'utérus et de la fosse iliaque gauche, allait adhérer au péritoine de la face postérieure de la vessie. Cette bride était formée par la trompe, l'ovaire et le ligament rond du côté gauche, et c'est sous l'arcade constituée par cette bride que s'était étranglé l'intestin. (M. Gaubric, *Soc. anat.*, t. XVI, p. 209.)

La description des diverticules anormaux appartient à l'anatomie descriptive, et aujourd'hui l'étude de ce prolongement est trop classique pour que je m'en occupe dans ce travail. Je n'examinerai que leur action dans l'étranglement interne.

Le siége de ces prolongements, quoique variable en hauteur, est exclusivement sur l'intestin grêle. C'est en général à une distance assez considérable (60 centimètres) de la valvule iléo-cœcale qu'on les rencontre, et c'est sur l'iléon qu'ils prennent naissance ; ils peuvent cependant naître un peu plus haut ou bien plus bas. Leur longueur varie aussi en moyenne de 15 à 20 centimètres. Malgré la différence de fréquence qu'ils présentent avec l'appendice cœcal qui est normal et constant, ces diverticules anormaux produisent beau-coup plus souvent l'étranglement interne que les diverticules normaux, car, sur le résumé de mes 21 observations, 14 fois il a été produit par des diverticucles anormaux de l'intestin grêle et 7 fois seulement par l'appendice cœcal ou la trompe utérine. Quant à la raison qui fait que ces diverticulums anormaux étranglent plus souvent que les appendices normaux, il m'a été impossible d'en trouver une plausible dans l'examen des faits auxquels je me suis livré ; je ne peux malheureusement que constater le résultat, sans pouvoir en donner l'explication.

M. Parise, dans un intéressant travail présenté à l'Académie de médecine, cherchant à établir le mécanisme de ces étranglements par diverticulum, a admis que c'était par un nœud que le diverticule décrivait autour d'une ou plusieurs anses intestinales que se produisait l'étranglement. Il les divise même en deux catégories, suivant que le nœud constricteur est simple, à rosette, autour d'une anse, ou bien que deux anses se sont engagées dans le nœud ; cette dernière variété constitue le nœud diverticulaire à anse double.

M. Parise insiste dans son travail sur la nécessité que le diverticule ait de 8 à 9 centimètres de longueur et une extrémité libre volumineuse, la première condition étant nécessaire à la formation du nœud, la seconde à la solidité. Déjà, Béclard, à l'occasion d'un fait de M. Regnault, déposé dans le musée Dupuytren, n° 186 (*des lésions du tube digestif*), et publié dans le *Bulletin de la faculté de médecine*, t. V, p. 250 (observation n° 108), avait émis sur la formation des nœuds simples un mécanisme en tout identique à celui de M. Parise ; car il admet, dans le cas qu'il a eu à examiner, que, l'appendice de l'intestin grêle étant un peu relevé, le malheureux palefrenier, dans les mouvements de la voiture, a très-problablement reçu un choc qui aura porté l'appendice derrière l'anse d'intestin ; enfin, par une autre secousse, cet appendice sans mésentère se sera noué lui-même. Comme on le voit, il ne manque à la description de Béclard que de s'être servi du mot nœud ; mais le mécanisme de sa formation est non-seulement décrit, mais même reproduit par trois dessins.

Dans le nœud à rosette simple de M. Parise, celle-ci est représentée par l'anse étranglée, de sorte que, si l'on exerce des tractions sur le bout de l'intestin attenant à cette anse, on l'amènera tout entière, et on fera disparaître l'étranglement ; si, au contraire, on tire d'une part sur l'ampoule diverticulaire et sur l'anse entière, on augmentera la constriction, et c'est ce qui résulte, d'après M. Parise, de la distension de l'anse par des gaz ou des matières.

Dans le nœud diverticulaire à anse double, ce nœud embrasse l'anse immédiatement supérieure, l'autre inférieure au diverticule. La première, désignée par M. Parise sous le nom d'*anse nodale,* offre les caractères de l'anse comprise dans le nœud diverticulaire simple ; la seconde peut disparaître sans que l'étranglement cesse dans la première anse, et comme, pour être comprise dans l'anneau constricteur, elle a dû exercer une rotation complète sur son pédicule, il l'appelle *rotatoire.*

La description anatomo-pathologique de M. Parise est, comme on le voit, très-minutieuse, elle rend compte de tous les petits détails de cette variété de l'étranglement diverticulaire, et dans le rapport que M. le professeur Malgaigne a fait sur cette intéressante communication, le savant chirurgien a établi que l'étranglement dans ces cas est double, qu'il porte à la fois sur l'intestin et sur le diverticule.

Mais l'étranglement par diverticulum se présente rarement sous la forme décrite par M. Parise ; sur nos quatorze observations de diverticules anormaux, une seule fois il s'est présenté ainsi. Dans les treize autres cas, c'est à la manière des brides fibreuses sous forme de pont qu'il se produit. Tantôt, alors, c'est à une partie d'intestin plus ou moins éloignée qu'adhère l'extrémité libre du diverticule. Dans un fait rapporté par M. Nélaton, et dont la pièce est déposée dans le musée de Hunter, n° 1371, l'extrémité libre du diverticule adhérait au cœcum. D'autres fois, c'est avec le mésentère que s'établissent les adhérences (obs. n°ˢ 107, 116, 118, 119), ou bien enfin, au mésentère et aux parois abdominales (n°ˢ 110, 117). Mais, dans tous ces cas, quel que soit le siége de l'adhésion, le diverticule forme un pont sous lequel peut s'étrangler une ou plusieurs anses intestinales ; lorsqu'elles viennent à s'y engager (dans l'obs. n° 109), c'est l'anse qui formait la paroi postérieure de l'anneau qui a été étranglée.

Les diverticules normaux ou appendices du cœcum, quoique beaucoup plus communs que les diverticulums de l'intestin grêle, étranglent plus rarement Dans les cinq faits que j'ai réunis, une seule fois (obs. n° 125), l'étranglement avait lieu par nœud diverticulaire à anse triple ; dans les autres, l'extrémité libre de l'appendice cœcal adhérait au rectum (obs. n° 122) et une partie du paquet intestinal était enroulé au pourtour. Dans l'obs. n° 124, c'est avec la face postérieure même du cœcum qu'adhérait l'extrémité libre, et l'anneau qui en résultait était tellement étroit qu'il permettait à peine au doigt de passer ; aussi

avait-il étranglé une anse de l'iléon. Une autre fois (obs. n° 125),
l'extrémité libre adhérait à la dernière portion de l'iléon et son mésentère; l'anse d'intestin grêle qui passait sous ce pont s'était, en outre,
tordue sur elle-même, double circonstance qui augmentait l'intensité
de l'étranglement.

Les deux dernières observations, n° 126 et 127, sont relatives a
deux adhérences de l'extrémité libre de la trompe, qui ont agi également
ment comme les brides fibreuses, en constituant un pont, et on comprend comment cette lésion peut être assez commune chez la femme
à la suite de certaines inflammations chroniques des annexes de l'u-
térus.

CINQUIÈME ESPÈCE.

Étranglement interne par la présence de tumeurs abdominales qui
compriment l'intestin.

Cette forme d'étranglement interne, moins commune que celle par
brides ou diverticulums, a pu, dans un certain nombre de cas, déterminer la mort des malades. Les tumeurs capables de produire ces
étranglements sont très-variables quant à leur origine, leur nature et
leur volume. Tantôt ce sont des organes normaux plus développés
qu'à l'ordinaire ou bien déplacés; d'autres fois ce sont de véritables
tumeurs. J'étudierai donc séparément : 1° l'étranglement interne produit
par une tumeur résultant d'une disposition vicieuse des organes;
2° l'étranglement interne produit par des tumeurs accidentellement
développées et situées en dehors des parois mêmes de l'intestin, les
dégénérescences cancéreuses de ces parois ayant déjà été étudiées au
commencement de ce travail.

1° *Étranglement interne produit par une tumeur résultant d'une*
disposition vicieuse des organes. Cette variété d'étranglement interne
peut résulter de plusieurs causes qui présentent entre elles de grandes
différences ; c'est ainsi qu'elle a été quelquefois produite par un organe
qui s'est physiologiquement, mais anormalement, développé. Callisen et
Hunter ont vu l'utérus assez augmenté de volume pour comprimer
l'intestin et en produire l'occlusion; d'autres fois c'est un organe normal auquel est venu adhérer l'intestin. Louis (*Arch. gén. de méd.,*
1re série, t. XIV, p. 195, 1827) a vu, chez une femme de 51 ans,
survenir des douleurs abdominales vives, avec constipation opiniâtre
et vomissements, sans que le ventre fût sensiblement augmenté de
volume. A l'autopsie, il a trouvé que l'intestin grêle se portait de haut
en bas vers l'utérus, aux parties latérales et postérieures duquel il
adhérait; cet intestin se repliait ensuite sur lui-même, en arrière e à

gauche, dans une direction horizontale, revenait bientôt sur lui-
même, à droite, pour se diriger ensuite en haut et s'aboucher avec le
cœcum. Ces plis, au niveau desquels le calibre de l'intestin se trouvait
considérablement diminué, étaient réunis par d'étroites adhérences
et représentaient un Z ; la partie d'intestin qui le formait avait 12 cent.
de longueur.

Rokitansky (*Arch. gén. de méd.*, 2e série, 1857, t. XIV, p. 202)
a décrit une variété d'étranglement interne résultant du rétrécissement du canal intestinal, qui était produit par une pression exercée
sur le canal par une autre partie de l'intestin ou de son mésentère. Il
en rapporte quatre observations qui ont été prises sur des individus
âgés ; l'intestin, par suite du relâchement du mésentère, s'était précipité dans le petit bassin ; le mésentère, sous forme de corde, croisait
l'S iliaque, qu'il comprimait contre le détroit supérieur, et gênait la
circulation des matières. Rokitansky pense que, dans ce cas, l'étranglement peut même être complet si la partie de l'S iliaque située au-
dessus du point comprimé est assez libre et assez dilatable pour se
replier, se renverser sur la partie étranglée. Cette espèce d'étranglement interne, pour être complète, se compose donc de deux temps :
d'une compression de l'intestin et d'une rotation sur son axe de la
partie immédiatement située au-dessus ; ce qui fait que, dans sa dernière période, cette variété appartient, jusqu'à un certain point, à celle
dite *rotatoire*, également signalée par Rokitansky et que j'ai décrite
plus haut.

Un organe normal, mais anormalement placé dans la cavité abdominale, a pu aussi quelquefois déterminer des symptômes d'étranglement interne. Bainbrigge (*Arch. gén. de méd.*, 4e série, t. XVI,
p. 505, 1848) a vu un homme de 53 ans pris de douleurs abdominales
vives, sans garde-robe possible ; il existait en même temps des vomissements opiniâtres ; il succomba en sept jours. Ce malade, qui
était retenu au lit sur le dos pour une fracture, raconta que, quelques
années auparavant, il avait éprouvé des accidents analogues après un
séjour forcé au lit, également dans la position sur le dos. A l'autopsie,
Bainbrigge trouva une tumeur du volume d'un œuf, qui était une rate
supplémentaire, située dans le bassin et en rapport avec le grand épiploon qu'elle avait entraîné en bas et enroulé sous forme de corde,
qui passait au-devant du rectum qu'elle comprimait contre la partie
postérieure du détroit supérieur du petit bassin. Lorsque le malade
était couché sur le dos, la tumeur descendait dans la cavité du bassin
et déterminait, par la corde épiploïque, une pression de l'intestin qui
s'opposait au passage des matières. La rate était donc située dans le
grand épiploon.

M. Alonso (*Arch. gén. de méd.*, 4ᵉ série, t. XVI, p. 5107) a observé, chez une femme de 55 ans, une lésion à peu près identique à la précédente. Cette femme fut prise tout à coup de vomissements bilieux, puis stercoraux, avec tumeur dans la fosse iliaque droite ; elle succomba en douze jours. A l'autopsie, on trouva que la tumeur de la fosse iliaque était recouverte par le grand épiploon, lequel constituait une poche kystique qui renfermait la rate hypertrophiée ; elle était unie par de fortes adhérences à la queue du pancréas ; ce dernier, violemment tiré en bas, était devenu vertical et passait au-dessus du colon transverse qu'il étranglait.

2° *Etranglement interne produit par des tumeurs accidentellement développées et situées en dehors des parois même de l'intestin.* Ces tumeurs sont des plus variées, et je ne puis guère faire l'énumération que des principales. Kerkringuis a signalé la compression de l'intestin par une tumeur du pancréas ; Van Swieten, par une tumeur des glandes mésentériques ; M. Bricheteau aurait observé la même disposition ; de Haen, par un kyste de l'ovaire ; Dana (*Arch. gén. de méd.*, t. XXI, p. 190) a publié plusieurs observations d'affections de l'utérus et de ses anneaux, et dans l'une d'elles (p. 219) le kyste de l'ovaire avait comprimé plusieurs anses intestinales qui lui adhéraient, et déterminé des vomissements opiniâtres. Le Hardy (*Arch. gén. de méd.*, 4ᵉ série, t. X, p. 91) a publié l'observation d'un étranglement intestinal produit par une tumeur de l'ovaire ; M. Bertherand a rapporté un exemple intéressant de tumeurs extra-abdominales qui s'opposaient au cours des matières dans le tube digestif ; M. Boullard (*Union méd.*, 1850, p. 15) a publié, venant du service de Chomel, une observation d'étranglement interne sur un homme de 55 ans, produit par des tumeurs cancéreuses ; l'une occupait l'origine du rectum, l'autre siégeait à la partie moyenne de l'intestin grêle. On comprend facilement, du reste, comment toutes ces tumeurs, quelle que soit leur origine, leur nature, peuvent, lorsqu'elles contractent des adhérences avec l'intestin, en rétrécir le calibre, assez même pour donner lieu aux symptômes de l'iléus et déterminer la mort des malades.

Symptômes et signes qui permettent de distinguer entre elles les diverses formes d'étranglement interne.

L'étranglement interne, comme cela résulte des faits anatomo-pathologiques précédents, est loin de se produire toujours de la même manière ; ce qui m'a permis de distinguer en quatre classes les principaux modes d'obstruction du canal intestinal à l'intérieur de la cavité abdominale. Il s'agissait ensuite de reconnaître l'une de l'autre ces classes, si cela était possible. Mais, avant, il est une autre question importante à résoudre : c'est de savoir si l'étranglement interne peut lui-même être toujours facilement reconnu d'avec certaines lésions qui peuvent présenter avec lui de grandes ressemblances.

Cette question incidente, lorsqu'on lit avec soin les observations, acquiert une grande importance ; on voit que, le plus souvent, le médecin est hésitant, qu'il suppose, qu'il soupçonne la possibilité d'un iléus, mais que les preuves certaines, positives, nécessaires pour établir un diagnostic lui manquent, d'où résulte hésitation, incertitude dans les moyens curatifs.

Maladies qui peuvent être confondues avec l'étranglement interne.

Il existe un certain nombre de lésions qui peuvent être confondues avec l'étranglement interne, et qu'il importe tout d'abord de séparer avant que de chercher à entreprendre le diagnostic différentiel des variétés d'iléus. Les lésions qui peuvent être ainsi confondues avec l'étranglement interne, et qui l'ont même été quelquefois, sont : l'*étranglement herniaire*, la *péritonite*, la *colique hépatique* et *néphrétique*, l'*empoisonnement* et le *choléra*.

L'*étranglement herniaire* se distingue toujours assez facilement, l'examen minutieux des orifices qui donnent passage aux hernies *inguinales*, *crurales*, *ombilicales* permettant ordinairement à des mains habiles de reconnaître l'existence d'une tumeur s'engageant par ces orifices ou siégeant dans cette région. Mais il est cependant certaines hernies rares, il est vrai, et profondes, telles que les hernies *diaphragmatiques*, *ischiatiques*, *obturatrices*, dans lesquelles la tumeur n'étant le plus souvent que difficilement appréciable au toucher, l'erreur a pu être commise, et l'on a cru à l'existence d'un étranglement interne lorsqu'il y avait un étranglement herniaire.

M. Vinson (*thèse* de Paris, 1844, p. 97), qui a fait une excellente monographie sur la hernie obturatrice, a réuni à la fin de son travail douze observations de hernies sous-pubiennes, qui avaient été prises pour des étranglements internes ou bien simplement soupçonnées, et dont l'existence n'a, par conséquent, été positive qu'à l'autopsie. M. Besnier (thèse citée, p. 15), examinant de nouveau les douze observations rapportées par M. Vinson, fait remarquer que cinq fois (obs. n°s 2, 5, 7, 11 et 12) il existait une douleur marquée dans un point de la région sous-pubienne, en même temps que dans quatre de ces observations (n°s 3, 7, 11 et 12) il existait un engourdissement ou même une douleur très-violente dans le membre inférieur correspondant au côté affecté. Cette douleur descendait le long de la face interne de la cuisse jusqu'au genou ; c'est aussi ce qui existait dans une observation de hernie obturatrice rapportée dernièrement par Lorinzer (*Gazette heb-domadaire*, 1857). M. Obré (*thèse* de M. Besnier, p. 15) l'aurait également constatée, et Bramby Cooper (*Med. Times et Rev. med.-chir.*, 1853) dit également que dans un cas de hernie obturatrice qu'il a eu l'occasion d'examiner, une douleur se faisait sentir d'abord dans le fond du pli de l'aîne, *et de là s'étendait, en bas, le long de la partie interne de la cuisse droite.* Dans le doute, cette douleur est donc un symptôme que le chirurgien devra rechercher avec soin, et qui pourra éclairer le diagnostic ; mais dans l'observation de M. Obré, ce qui a surtout concouru à l'élucider, c'est l'existence, dans le triangle de Scarpa, d'une légère saillie anormale, qui avait une certaine dureté, et que l'on ne retrouvait point du côté opposé.

On ne peut donc s'entourer de trop de précautions quand il s'agit d'établir un diagnostic qui offre des difficultés de plusieurs genres, et je crois que, chez la femme, on devra aussi recourir, dans le cas de soupçon de hernie obturatrice, comme la fait si heureusement Lorinzer au toucher vaginal. A l'aide de cette exploration, ce chirurgien a pu sentir à la face postérieure du trou ovale une tumeur fixe dans sa place, douloureuse à la pression, et qui ne lui a point laissé de doute sur la véritable nature de la maladie ; on voit donc que, même dans ces cas difficiles de diagnostic d'une hernie obturatrice d'avec un étranglement interne, un examen attentif et raisonné des faits ne permettra que rarement de commettre des erreurs.

Mais une autre difficulté de diagnostic peut encore se présenter : c'est que l'individu qui éprouve les atteintes d'un étranglement interne soit en même temps porteur d'une hernie inguinale, crurale ou ombilicale. J'ai rapporté des cas de ce genre parmi les observations que renferme ce travail. Dans ce cas, il s'agit de déterminer si les symptômes d'étranglement se rapportent à la hernie ou bien s'ils sont dus à un étranglement interne. La plupart des chirurgiens se sont préoccupés de cette distinction, mais aucun ne me paraît l'avoir résolue mieux que M. Boyer (5° *édit.*, t. VI, p. 225 et suiv.). Ce chirurgien, après avoir rappelé quelques cas dans lesquels l'erreur a été commise, ou bien a été sur le point de l'être, et au nombre de ces faits est celui de Pott, établit l'existence des signes diagnostics suivants, qui me paraissent en effet laisser peu de possibilité à l'erreur.

Dans les cas d'occlusion intestinale coïncidant avec une hernie, dit Boyer, 1° la douleur se fait sentir dans le ventre et non dans la hernie ; 2° la hernie, s'il en existe une, est molle et le ventre dur ; 5° il y a absence d'augmentation du volume de la hernie qui en annonce l'engouement : Boyer ici a confondu l'engouement avec l'inflammation ;

4° l'ouverture herniaire est libre et le doigt ne distingue aucune tension au collet du sac; 5° lorsque le gonflement s'étend jusque dans la hernie, dans le cas d'étranglement interne, les accidents ont toujours commencé par l'abdomen. Chacun de ces signes pris isolément n'a qu'une valeur de diagnostic médiocre; mais il est certain que leur réunion, tels que les a groupés Boyer, permettra difficilement de commettre une erreur, d'où résulte qu'un chirurgien peut toujours avec assez de certitude reconnaître un étranglement interne d'un étranglement herniaire qui a lieu par les anneaux. Il est des cas cependant dans lesquels les raisons données par Boyer seraient peut-être insuffisantes; ils sont heureusement rares, mais leur existence ne me paraît point pouvoir être mise en doute; c'est lorsque l'étranglement est produit par une bride située à peu de distance au-dessus de l'anneau, et je citerai ici, d'après M. Rudolphi (*Thèse* de Strasbourg de 1852, n° 259), un exemple remarquable qu'il emprunte lui-même à M. Bernard. Un homme de 71 ans, porteur d'une hernie inguinale depuis vingt ans, entra à l'hôpital de Strasbourg, présentant une tumeur irréductible à l'anneau inguinal gauche; après l'opération on ne trouva rien dans le sac; le malade ayant succombé, on constata au-dessus du collet du sac des adhérences fibreuses qui allaient s'insérer au mésentère de l'iléus et comprenaient dans leur intervalle trois anses d'intestin qu'elles étranglaient.

La *péritonite partielle ou générale* peut bien quelquefois donner lieu à la plupart des symptômes de l'iléus; mais, à moins de circonstances exceptionnelles, on distingue assez facilement ces deux maladies. Je ne puis passer en revue tous les symptômes de ces deux affections; j'examinerai les trois plus importants, les vomissements, la diarrhée et la douleur.

Les vomissements dans la péritonite sont en général moins marqués, moins persistants que dans l'étranglement interne; les matières vomies sont bilieuses, tandis que dans l'iléus elles prennent souvent l'aspect et l'odeur caractéristiques des matières fécales.

La diarrhée est aussi assez ordinaire dans la péritonite, elle est au contraire l'exception dans l'étranglement interne, tandis que la constipation est à peu près la règle.

La douleur a paru à Valleix un signe important; en effet, elle présente des caractères assez tranchés dans l'une et l'autre de ces deux affections. Dans la péritonite, elle se fait sentir presque exclusivement sous la pression et les divers mouvements qu'exécute le malade; elle est rarement limitée, elle s'étend à presque tout l'abdomen. Dans l'occlusion intestinale, elle est spontanée, souvent intermittente et presque toujours limitée au point correspondant au siége de l'étranglement, le reste de l'abdomen étant à peine sensible. Il est cependant des cas dans lesquels déjà depuis quelques jours la péritonite vient à compliquer l'étranglement, ce qui est assez ordinaire; mais, même dans cette supposition, en étudiant avec soin la marche des accidents, il est encore possible, le plus souvent, d'arriver à un diagnostic à peu près certain; surtout si l'on tient compte des autres symptômes et en particulier de la tympanite, dont je ne veux point parler ici, mais sur laquelle je devrai m'étendre longuement un peu plus loin, lorsque j'étudierai le diagnostic des diverses variétés et le siége des étranglements internes.

Les *coliques hépatiques et néphrétiques*, à un examen superficiel, pourraient être confondues avec un étranglement interne; mais cette méprise ne peut être évidemment que de courte durée, l'ensemble des symptômes permettra toujours de les en distinguer. Le seul qui soit commun à ces trois affections est le vomissement; et dans l'affection calculeuse des canaux biliaires, ainsi que dans les coliques néphrétiques, les matières rendues ne sont jamais stercorales, caractère qu'ils présentent souvent, suivant le siége cependant, dans le cas d'iléus. Dans les coliques hépatiques, il y a généralement ictère, le ventre est souple dans toute son étendue, et souvent dans les gardes-robes, qui sont décolorées, on retrouve des calculs biliaires. Dans la colique néphrétique il existe aussi des symptômes spéciaux qui la font généralement distinguer avec assez de facilité, et ces symptômes sont trop connus pour que je les examine dans ce travail.

Certains cas d'étranglement interne ont aussi pu faire croire à l'existence d'un empoisonnement, et j'en ai rapporté dans mes observations trois exemples, dont l'un est dû à **M. Rostan** (obs. n° 47); le second à **M. Ribes** (obs. n° 71); le troisième à **M. Houles**. Orfila a donné comme signes diagnostics les caractères suivants : dans l'empoisonnement il n'y a pas de symptômes précurseurs; l'invasion est subite et peu de temps après l'ingestion du poison. C'est le contraire pour l'étranglement, son début est rarement subit, instantané. Cela a existé cependant dans quelques-unes des observations que j'ai rapportées. Les vomissements, dans le cas d'empoisonnement, sont bilieux, muqueux, sanguinolents, bien rarement composées de matières stercorales. Le contraire se voit dans l'étranglement. Il y a plus souvent diarrhée dans l'empoisonnement; dans l'étranglement, j'ai déjà dit qu'il existait une constipation opiniâtre, quelquefois précédée d'une ou de plusieurs selles, qui coïncident avec le début de la maladie.

Le *choléra* peut quelquefois simuler avec assez de vérité un étranglement interne, et ces deux maladies peuvent être réciproquement prises l'une pour l'autre; mais si cette erreur est possible en temps d'épidémie cholérique, elle ne l'est guère en temps ordinaire. Encore, même en temps d'épidémie, la plupart des observations d'étranglement interne ont-elles été diagnostiquées. Ainsi, à l'époque d'une épidémie, lorsque tout le monde croyait à un choléra, M. Beau (obs. n° 66) put diagnostiquer un étranglement. Ce qui dans ce cas particulier pouvait faire croire au choléra, c'est que le malade avait de la rigidité dans les membres, la face était grippée, il existait des sueurs visqueuses et froides en même temps que des crampes dans les membres ; mais il y avait absence de selles.

M. Rostan, dans l'épidémie de choléra, 1855, put croire un instant, chez un malade, qu'il était atteint du choléra ; mais l'examen attentif des faits lui fit bientôt reconnaître qu'il avait affaire à un étranglement interne, car il existait des vomissements à odeur fécales caractéristiques qui ne se rencontrent point dans la maladie épidémique. L'autopsie démontra, en effet, qu'il existait un rétrécissement organique de l'intestin, un peu au-dessus de la valvule iléo-cœcale. Il existe cependant des cas dans lesquels le médecin a pu être induit en erreur ; ainsi l'on trouve dans les Bulletins de la Société anatomique la relation d'un fait vu à l'hôpital Necker, par M. Bricheteau, dans lequel le diagnostic n'a pu être établi qu'après la mort, et tout le monde connaît le tact et la vaste expérience de ce modeste et distingué praticien. On avait cru, comme cela résulte de la note que j'ai consultée, à une atteinte de choléra, et il existait un étranglement interne ; l'anse intestinale étranglée était même gangrenée. Ce qui aurait cependant pu mettre M. Bricheteau sur la voie du diagnostic, c'est la constipation opiniâtre qui existait chez son malade, et qui est un phénomène rare dans le choléra.

Mais on comprend qu'au milieu des préoccupations de tous genres qui tourmentent le médecin à ces époques malheureuses, il n'ait pas toujours le temps d'analyser en détail tous les symptômes. Malgré ces quelques erreurs dans les cas de choléra et au plus fort de l'épidémie, quoique cette maladie ait de grandes ressemblances avec l'étranglement interne, il est encore possible au médecin, comme je viens de chercher à l'établir, de distinguer ces deux lésions. Je puis donc conclure que, même dans les cas les plus embarrassants, pourvu que la maladie ait quelque durée, il sera toujours possible à un praticien habile de distinguer les affections que je viens de passer en revue de l'étranglement interne.

Diagnostic différentiel des diverses variétés d'étranglement interne.

Le diagnostic différentiel de la variété d'étranglement interne est loin d'être aussi facile, je dirai même qu'il est presque impossible,

dans l'état actuel de la science, la plupart des observations n'ayant pas
été recueillies dans cette direction d'idée ; on a plutôt cherché à déterminer le siége, la hauteur de l'étranglement, que sa véritable nature.
Je vais essayer de grouper les symptômes à l'aide desquels certaines
classes et même certaines variétés pourront peut-être être reconnues ;
après quoi j'examinerai s'il est toujours possible de déterminer le
siége précis du rétrécissement.

Nature de l'étranglement interne.

Chacune des classes que j'ai établies renferme un certain nombre
de variétés que j'ai dû décrire avec soin et séparément dans le chapitre
consacré à l'anatomie pathologique. C'est donc précisément la distinction des symptômes appartenant à chacune de ces classes, et même
aux variétés, qu'il importerait de reconnaître.

La première classe, les rétrécissements congénitaux, ont, dans ces
dernières années, pu être assez sûrement diagnostiqués ; mais jusqu'à
présent aucun caractère particulier n'a pu permettre d'en reconnaître la
nature ; seulement, comme les plus communs tiennent à un rétrécissement fibreux, ces derniers devront donc être le plus souvent supposés.
Le diagnostic de la variété offre ici peu d'importance, car ces rétrécissements sont en général multiples, étendus et au-dessus des ressources de la chirurgie ; le malheureux enfant est voué, jusqu'à présent
au moins, à une mort certaine.

La seconde classe, les rétrécissements par suite d'altérations organiques, comprennent six variétés, dont quelques-unes peuvent être quelquefois assez sûrement soupçonnées : ce sont les ulcérations de l'intestin, le rétrécissement fibreux spontané, le rétrécissement cancéreux,
l'invagination.

La variété de rétrécissement organique succédant à une ulcération
de l'intestin n'a point de signes pathognomoniques ; mais on trouve,
dans les antécédents des malades, dans le mode de succession des
symptômes de l'étranglement interne, des caractères qui permettent
avec quelque certitude de diagnostiquer la nature de la lésion anatomique ; c'est ce qui arrive dans certaines ulcérations tuberculeuses de
l'intestin, ou bien à la suite d'un étranglement herniaire. Dans le premier cas, le malade a présenté un certain nombre de caractères pro-
pres à la tuberculisation des muqueuses ; dans le second, les symptômes
du rétrécissement ne surviennent qu'un temps assez long après la
réduction herniaire, un mois, six semaines environ, c'est-à-dire le
temps nécessaire à ce que la cicatrisation s'opère. Une fois développés,
ces symptômes vont constamment en s'aggravant jusqu'à la mort des
malades, qui peuvent résister quelquefois, avec des souffrances atroces,

un temps assez long, mais qui finissent cependant toujours par succomber ; l'inflammation locale, qui en est la conséquence, aggrave encore la maladie en favorisant la rétraction du tissu inodulaire cicatriciel. Si donc il n'existe point de signes positifs de ces variétés, les antécédents du malade peuvent encore les faire assez nettement soupçonner.

Le rétrécissement fibreux spontané du gros intestin, que quelques anatomo-pathologistes sont tentés de regarder comme congénital, et que je regarde au contraire comme acquis, me paraît pouvoir être assez facilement reconnu à l'ensemble des caractères suivants : 1° à l'âge du malade : en effet, dans les cas peu nombreux que j'ai pu rencontrer dans la science, c'est toujours passé l'âge adulte, après 40 ans, qu'il a été constaté ; 2° à son siége spécial, la fin de l'S iliaque du colon et à la partie supérieure du rectum. Il est vrai de dire qu'à ce niveau il existe quelquefois un rétrécissement dû à la présence d'une tumeur cancéreuse, avec lequel il a quelquefois été confondu ; mais, dans le rétrécissement fibreux, on ne trouve point la tumeur qui, dans le second cas, est produite par le tissu morbide. La seule tuméfaction que l'on puisse constater dans le cas de rétrécissement fibreux spontané est due à la distension du bout supérieur avec accumulation de matières ; mais il sera toujours facile de la distinguer d'une masse cancéreuse, à son peu de dureté et, de plus, à son changement de volume qui varie avec l'absence ou l'existence de garde-robes. Ainsi donc, le siége de la lésion étant reconnu, l'âge du malade et l'absence de tumeur, coïncidant avec des symptômes d'étranglement interne, devront faire supposer qu'il existe un rétrécissemeut fibreux spontané.

L'étranglement interne produit par un rétrécissement cancéreux se reconnaîtra à la présence d'une tumeur fixe dans un point de l'abdomen et à l'état général cachectique du malade.

L'étranglement interne produit par invagination intestinale se développe le plus souvent spontanément, quoique M. Grisolle admette cependant que les phénomènes d'occlusion sont précédés de dérangement des organes digestifs. La marche des accidents est presque toujours au début intermittente ; ce n'est que quand, par suite de l'étranglement, l'oblitération est complète, qu'il y a persistance dans les symptômes.

Le palper abdominal fait toujours reconnaître l'existence d'une tumeur, dont le volume est variable suivant l'étendue de l'invagination, et le siége est en rapport avec la portion d'intestin invaginé. Dance a établi que, dans les cas dans lesquels l'invagination était étendue, et si elle occupait le gros intestin, on trouvait à droite une dépression de l'abdomen, tandis que le flanc gauche était rempli par une tumeur oblongue. Si l'invagination s'échappe par l'anus, le diagnoctic peut acquérir une certitude de l'étude attentive du boudin de l'invagination, comme nous l'avons dit dans l'examen des faits anatomo-pathologiques; il est même quelquefois, dans ces cas possibles, de préciser le point de départ de la lésion. M. Cruveilhier a encore ajouté un symptôme auquel il attribue une grande importance, et qui est pour lui pathognomonique de l'invagination : c'est l'issue par l'anus de matières sanguinolentes ou même de sang pur, et qui viendraient de l'exsudation du boudin de l'invagination.

Les étranglements internes de la troisième classe, ceux produits par la présence d'un corps étranger, peuvent aussi quelquefois être reconnus ; si le corps étranger a été avalé, l'interrogation du malade mettra sur la voie du diagnostic; c'est ainsi que M. Gosselin a pu reconnaître un étranglement interne produit par une pipe, et la percussion lui a permis de préciser le siége du corps étranger qui était arrêté au niveau du cœcum. Comme la plupart de ces corps étrangers donnent naissance à une tumeur, on a quelquefois pu, en palpant l'abdomen, sentir une crépitation évidente; c'est ce qui est arrivé dans trois des observations que j'ai rapportées, n°s 53, 54 et 56; ces corps étaient des noyaux de cerises accumulés au-dessus d'un rétrécissement organique qui s'opposait à leur passage.

Le diagnostic des obstructions intestinales par des calculs biliaires est à peu près impossible, à moins que, depuis quelque temps déjà, le malade ne rende dans la garde-robe un certain nombre de petits calculs, ou bien que le foic volumineux malade ne permette de constater une lésion de ce côté, et encore il sera difficile d'avoir une certitude à cet égard.

Les matières fécales durcies dans l'intestin et capables de s'opposer au cours des matières, siégent presque toujours dans la première partie du gros intestin, le cœcum ou le colon ascendant; par la percussion, ces régions donnent alors un son mat, et à la palpation ces matières se présentent sous forme de bosselures ou de cylindres lisses, arrondis, qu'il est quelquefois possible de déplacer par la pression, et dont un purgatif, dans le doute, triomphe assez généralement. Il est des cas dans lesquels, cependant, ces amas de matières ont pu donner lieu aux erreurs les plus bizarres. C'est ainsi que Rutty (*Traité des voies urinaires*, p. 85) a vu un individu qui fut taillé, et à l'autopsie on trouva que ce qu'on avait supposé être un calcul, était un amas d'excréments endurcis dans le cœcum; d'autres fois ces amas ont été pris pour une affection des ganglions mésentériques, une néphrite calculeuse, etc. Sanson (*Journal de méd. prat.*, juillet 1830) fut appelé auprès d'un malade pour pratiquer la gastrotomie; heureusement pour le patient, que le savant chirurgien reconnut qu'il existait du côté gauche du ventre une tumeur allongée en forme de colonne, que les lavements et les purgatifs ordinaires ne purent déplacer; l'application d'une goutte d'huile de croton tiglium au niveau de la cuisse triompha de la constipation, le malade rendit une grande quantité de matières jaunes, et les vomissements cessèrent.

Le diagnostic de la quatrième classe d'étranglement interne est à peu près impossible; à plus forte raison, pour les variétés qu'elle renferme, les antécédents du malade, s'il a eu une péritonite, peuvent bien mettre sur la voie; mais ils n'offrent pas un degré de précision suffisant pour qu'un chirurgien puisse, avec quelque certitude, affirmer qu'il existe un étranglement de cet ordre. M. Rayer (obs. 109) a bien constaté chez une malade l'existence d'un pincement particulier sur lequel la malheureuse femme attirait son attention; mais c'estl le seul fait où cela ait été constaté, et encore, dans ce cas, serait-i suffisant? Je ne le pense pas; une sensation aussi singulière me paraît pouvoir se développer sous l'influence de causes bien diverses. La seule espèce d'étranglement de cette classe qui puisse être diagnostiquée est la cinquième, celle qui est produite par une tumeur abdominale, que le palper pourra quelquefois permettre de reconnaître.

Siége de l'étranglement interne. Chaque fois que dans un canal il se produit un rétrécissement, quelle qu'en soit la nature, si la vie se prolonge, on constate au-dessus une dilatation qui résulte de l'accumulation du liquide en circulation, et souvent même une augmentation d'épaisseur des parois qui s'hypertrophient. Dans l'intestin, ces deux caractères sont à peu près constants; aussi les auteurs en ont-ils tiré le meilleur parti pour élucider un diagnostic douteux.

Comme dans le tube digestif les matières qui circulent sont de deux ordres, les unes plus ou moins solides, suivant le siége où on les observe, les autres à l'état de gaz, M. Laugier (*Bulletin de thérapeutique chirurgicale*) s'est appuyé sur la présence de ces derniers pour étudier avec soin le météorisme du ventre; la disposition du relief formé par les intestins lui a paru pouvoir donner quelque précision au diagnostic, relativement au siége de la lésion.

Il a établi que si l'obstacle au cours des matières siégeait dans le gros intestin, la distension gazeuse du ventre était immédiatement portée à son maximum de développement, sans que pour cela il y eût de douleurs vives à la pression, ce qui existe au contraire dans la péritonite.

Si l'obstacle est au contraire à l'intestin grêle, le ballonnement du ventre reste assez longtemps circonscrit au niveau de l'ombilic, tandis que les régions correspondantes au gros intestin sont déprimées et souples, ce dernier étant revenu sur lui-même. Ce caractère, facile à constater, permet en effet de préciser assez bien si l'obstruction siége sur l'inte tin grêle ou le gros intestin, mais il ne préjuge à peu près rien quant à la hauteur du rétrécissement pour chacune de ces deux parties du tube digestif.

Pour déterminer à quelle hauteur l'étranglement siége dans l'intestin grêle, en dehors de la douleur locale et de la tuméfaction qui appartiennent à toutes les parties du tube digestif et qui sont un élément important de diagnostic, plusieurs raisons ont été invoquées. C'est ainsi que l'on admet que plus l'obstacle au cours des matières est élevé, plus sont rapides et opiniâtres les vomissements ; le degré d'élaboration des matières vomies peut aussi, jusqu'à un certain point, faire préjuger du siége de l'étranglement. Mais on comprend facilement ce qu'ont d'incertain ces symptômes qui ne peuvent qu'éclairer le chirurgien, mais ne suffisent jamais pour avoir un diagnostic certain, précis.

Pour le gros intestin, Amussat a proposé l'emploi de lavements, et, suivant la quantité d'eau introduite, il a cherché à apprécier la hauteur de l'obstacle. A ce moyen ingénieux et inoffensif qui peut en effet rendre de grands services, M. Piorry a ajouté la percussion, qui permettait d'apprécier d'une manière exacte dans quelle partie de l'intestin le liquide avait pénétré.

Quel est le traitement le plus convenable de chacune des variétés d'étranglement interne.

J'ai décrit avec soin, dans le chapitre consacré à l'anatomie physiologique, les nombreuses variétés possibles d'étranglement interne ; dans celui consacré à la symptomatologie j'ai essayé de démontrer combien il était difficile d'arriver à la certitude de la variété. Aussi la thérapeutique de cette lésion est-elle d'une richesse extrême ; cette richesse trouve sa raison d'être dans l'incertitude, le doute qui plane sur l'esprit du médecin, qui agit le plus souvent en aveugle et en quelque sorte au hasard. Mais, en supposant la maladie nettement reconnue, cette même hésitation se retrouverait encore dans l'emploi des moyens à lui opposer, les uns n'offrant pas un degré d'action suffisant, les autres, au contraire, présentant dans leur emploi une gravité telle, qu'elle égale presque la maladie elle-même.

Malgré cette impuissance, je dois examiner les moyens thérapeutiques proposés contre cette terrible maladie, et évaluer, à l'aide des observations que j'ai pu consulter, leur valeur réelle, pour chaque variété d'étranglement. Je les diviserai en deux ordres : les uns sont plus spécialement du ressort de la médecine, les autres appartiennent à la chirurgie.

1° Moyens médicaux employés contre l'étranglement interne.

La plus grande partie des agents médicaux généraux conseillés dans l'étranglement interne sont à peu de chose près les mêmes que ceux employés dans l'entérite, la péritonite : tels sont les boissons, les bains, les frictions sur le ventre avec des onguents divers, les saignées locales ou générales, la glace, etc. Je ne dois point m'occuper dans ce travail de l'emploi de ces moyens, qui sont à peu près inefficaces contre toutes les formes ou variétés d'étranglement interne, et n'agissent le plus souvent que comme un adjuvant, destiné plutôt à combattre les complications qui surviennent presque constamment, que la maladie elle-même. Je n'examinerai donc que les moyens qui ont été plus spécialement dirigés contre l'étranglement lui-même ; leur nombre, et malheureusement leur inefficacité, qui n'a pas été reconnue de tout temps, justifieront l'espace que j'ai cru devoir leur consacrer.

Comme chacun de ces moyens médicaux agit d'une manière différente, avant de se décider à donner la préférence à l'un d'eux, il serait important d'établir le diagnostic différentiel de la variété d'étranglement ; mais j'ai montré plus haut les difficultés nombreuses que rencontre le médecin, ainsi que le doute qui plane toujours dans son esprit ; car il existe, même pour cette lésion, des cas où il est impossible d'établir un diagnostic certain.

Je pourrais diviser les médicaments d'après leur mode d'action sur la lésion ; mais j'ai préféré les étudier au contraire d'après leur mode d'administration, ce qui ne m'empêchera pas d'indiquer, chemin faisant, ceux qui sont plus spécialement appropriés à telle forme d'étranglement interne. Je les classerai donc en deux ordres, à savoir : 1° ceux qui sont introduits par la bouche ; 2° ceux qui sont introduits par l'anus ; les uns de ces moyens agiront d'une manière purement mécanique, tandis que les autres provoqueront une action physiologique.

1° Moyens médicaux introduits par la bouche.

Le nombre de ces moyens n'est pas considérable, car trois principaux seulement ont été employés, à savoir, les *purgatifs*, les *vomitifs* et les *corps pesants*. Les deux premiers ont surtout pour but de déterminer des contractions du tube digestif, tandis que le troisième a une action plus spéciale, la pesanteur.

A. *Purgatifs.*—Les purgatifs employés contre l'étranglement interne sont plus ou moins énergiques ; comme dans cette lésion la constipation est opiniâtre, tous ceux connus ont été proposés ou à peu près. Afin de chercher à obtenir une évacuation, indication qui a été saisie par tous les observateurs, l'on a même souvent eu recours aux purgatifs drastiques, l'huile de croton en particulier, soit à l'intérieur, soit même à l'extérieur, appliquée au niveau de la région douloureuse. Ce dernier moyen a très-bien réussi, dans un cas, à **M.** Rayer, qui avait préalablement appliqué un vésicatoire sur la peau.

Ce n'est point l'énumération des purgatifs employés que je dois faire dans ce travail, mais je dois au contraire examiner leur mode d'action dans chacune des variétés d'étranglement interne. Comme c'est d'une part aux sécrétions intestinales et d'autre part aux contractions musculaires de l'intestin que s'adressent plus spécialement les purgatifs, on comprend facilement qu'ils ne peuvent convenir à tous les cas d'étranglement interne. Leur emploi, en déterminant des sécrétions abondantes dans le tube digestif, est favorable, héroïque même, quand l'obstacle au cours des matières est produit par un corps étranger et en particulier par des concrétions fécales ; il n'en est pas de même quand l'obstacle résulte d'une compression de l'intestin par une bride, ou bien d'un rétrécissement cicatriciel. Les contractions énergiques que peuvent produire les purgatifs drastiques déterminent dans ce cas un afflux plus considérable de sang dans la partie resserrée, étranglée, et l'inflammation qui en résulte, inflammation qui a déjà une grande tendance à se déclarer par le seul fait de l'étranglement, amène le plus souvent une péritonite rapidement mortelle.

Mais c'est spécialement contre certaines formes d'étranglement interne par *invagination* que les purgatifs ont surtout été employés. Hunter, qui connaissait les deux formes d'invagination *ascendante* et *descendante*, recommandait l'emploi des purgatifs, surtout pour la première forme ; il espérait ainsi provoquer des mouvements de l'intestin inverses de ceux qui avaient produit la lésion et capables par conséquent de dénouer l'invagination. S. Cooper (*Dict. de chir. prat.*, t. II, p. 25) professait la même opinion ; mais comme il avait mieux étudié que Hunter la question anatomo-pathologique et qu'il connaissait la possibilité d'adhérences entre les séreuses du boudin de l'invagination, il se rendait un compte exact de l'inefficacité que pouvaient avoir les purgatifs, même lorsqu'ils étaient le mieux désignés contre la forme d'invagination à laquelle ils s'adressaient spécialement. Si les purgatifs, par suite des mouvements qu'ils provoquent dans l'intestin, peuvent faire diminuer l'invagination ascendante, par la même raison, ils peuvent augmenter l'invagination descendante ; comme cette dernière est la plus commune, que le diagnostic de ces deux formes est presque impossible à établir, on peut donc dire que généralement les purgatifs, si on en excepte les étranglements internes formés par des amas de boules fécales, sont généralement nuisibles dans la plupart des variétés d'étranglement interne. Et si on lit avec soin les observations, l'on verra qu'ils ont presque toujours été prescrits, même souvent sans que le médecin ou le chirurgien se soit attaché à distinguer la variété de lésion, chose importante cependant, comme j'ai cherché à l'établir.

Langstaff et Jonshon, reconnaissant la difficulté d'établir un diagnostic précis de la cause de l'étranglement interne, se sont élevés avec force sur l'emploi des purgatifs, et par conséquent contre la méthode préconisée par Hunter ; ils admettent que les purgatifs seraient nuisibles 19 fois sur 20 dans les cas d'étranglement interne par invagination. Cette proscription a paru exagérée à quelques médecins, et M. Ragu (*Thèse* de Strasbourg) partage cette manière de voir ; mais malheureusement la statistique des observations publiées dans la science ne peut donner aucun résultat positif à cet égard. L'anatomie pathologique montre seulement que quand un purgatif a été impuissant pour faire cesser l'étranglement, il peut augmenter d'une manière notable les accidents. C'est donc un moyen qu'il faut tenter, mais avec une certaine réserve.

B. *Vomitifs.* — Les vomitifs ont été employés, dès l'antiquité, contre l'étranglement interne, car il en est fait mention dans Hippocrate et Praxagoras. Ils ont été prescrits dans le même but que les purgatifs, auxquels ils ont souvent été associés. Les anciens espéraient, par l'emploi de l'un de ces deux médicaments ou par l'emploi successif des deux, détruire une invagination lorsqu'elle existait ou bien l'entortillement de l'intestin. Hunter, dans les cas d'invagination, conseillait les vomitifs lorsqu'elle était descendante. Mais j'ai déjà suffisamment démontré combien était difficile le diagnostic de ces deux formes d'invagination, et même, dans le cas où cela serait possible, comment l'émétique pouvait encore être inefficace et être le plus souvent nuisible.

La plupart des médecins proscrivent aujourd'hui les vomitifs à peu près exclusivement dans les cas d'étranglement interne, leur emploi n'étant pas suffisamment justifié, et aussi parce que les accidents qu ils déterminent sont encore plus graves que ceux occasionnés par les purgatifs. On se demande même si les succès obtenus par Praxagoras et Pison par les vomitifs, ne s'adressent point à toute autre lésion qu'à un étranglement interne; et on est tenté de le croire, lorsqu'on réfléchit au mécanisme des diverses variétés d'obstruction intestinale.

C. *Ingestion de substances agissant par leur poids.* — Ce moyen purement mécanique a presque toujours été employé en vue de combattre une invagination intestinale ou bien l'entortillement de l'intestin. Il pourrait peut-être encore accélérer la marche d'un corps étranger, mais il est formellement interdit dans les autres variétés d'étranglement interne, qu'il ne ferait que compliquer. Cette médication suppose donc, préalablement à son emploi, que le médecin ait reconnu la variété d'étranglement à laquelle il a affaire, et comme il existe à cet égard de grandes difficultés, il a souvent été dirigé contre des variétés d'étranglement qu'il aggrave, en s'opposant par le volume des corps ingérés au passage des matières excrémentitielles.

Les corps qui ont été ainsi ingérés pour agir par l'action de la pesanteur sont le mercure et les balles de plomb. L'action de ces deux substances étant connexes, je l'examinerai simultanément. L'emploi du mercure est très-ancien, car Dioscoride et Pline en font mention. A. Paré (t. II, 15ᵉ livre des Opérations, p. 519, édit. 1840), qui n'avait point d'opinion personnelle sur cet agent, le préconise d'après les deux passages suivants : « *Et si encore pour toutes ces* « *choses le malade n'est allégé, et qu'il jette sa matière fécale par la* « *bouche, Marianus Sanctus, homme fort expérimenté en la méde-* « *cine et la chirurgie, dit avoir veu plusieurs qui étoient eschappés* « *de l'iliaque passion* (maladie mortelle), *en prenant trois livres* « *d'argent vif, avec de l'eau simplement. Ce qui advient d'autant* « *que par sa ponderosité destourne l'intestin, qui étoit replié, et* « *pousse la matière fécale en bas, et fait mourir les vers qui pour-* « *roient avoir causé ladite contorsion.*

« Maistre Jean de Saint-Germain, apothicaire à Paris, homme bien « accompli en son art, m'a affirmé avoir pansé un gentilhomme ayant « la colique accompagnée d'extrêmes douleurs, et pour s'en deffaire « avoit pris plusieurs clystères et autres choses ordonnées par doctes « médecins : néantmoins tout cela, sa douleur ne cessoit point. Il « survint un Allemand, son amy, qui lui conseilla de boire trois onces « d'huile d'amandes douces, tirée sans feu, mixtionnée avec du vin « blanc et eau de paritoire : ce qu'il fit ; puis tost après lui fit avaller « une balle d'arquebuse faite de plomb, frottée et blanchie de vif

« argent (afin qu'elle coulast mieux), où bientôt après les jetta par le
« siége, et quant fut du tout cessée. »

Hévin, dans son mémoire, cite que Lazare Rivière a aussi employé
ce moyen une fois avec succès contre l'étranglement interne ; mais,
attribuant au mercure des qualités de froid toutes particulières que ce
métalloïde ne possède point, il craignit que, donné à fortes doses, il ne
coagulât le sang dans les veines. Pour obvier à cet inconvénient, Rivière propose de n'en prendre que deux onces à la fois dans un œuf
mollet, et comme il est à craindre que la quantité n'en soit trop mi-
nime, il conseille de réitérer la dose si la première n'a point produit
d'effet salutaire.

M. Ragu, qui, dans sa *Thèse*, a fait un historique très-complet des
auteurs qui ont employé le mercure, cite encore Frédéric Hoffmann.
Ebers (*Bulletin des sciences médicales*, février 1830) a publié
deux cas de succès ; dans le premier, il a donné cinq onces de
mercure en trois heures, et dans le second six onces en deux heures.
Belluci a réussi avec trois onces, et M. Rolland (*Arch. gén. de méd.*,
t. V, p. 220, 1824), chez une dame de 27 ans qui présentait tous les
symptômes du volvulus, lui administra neuf onces de mercure en
deux doses ; immédiatement après la seconde dose, les accidents de
vomissements cessèrent. Si l'on réfléchit aux causes diverses et variées de l'étranglement interne, on a lieu d'être étonné de l'emploi du
mercure ou des balles de plomb comme agent thérapeutique dans
cette lésion ; on ne peut se l'expliquer que par un empirisme non raisonné, lorsque les études anatomo-pathologiques n'avaient point encore révélé la véritable nature de l'altération morbide ; et je crois
que les cas de succès rapportés par les auteurs s'adressent à toute autre lésion qu'à celle qui nous occupe. Aujourd'hui que l'on a une
connaissance plus complète de l'étranglement interne, le mercure et
les balles de plomb sont généralement abandonnées, et leur emploi
est à juste raison considéré comme dangereux et incapable, dans aucun cas, de pouvoir agir favorablement contre l'obstruction intestinale.
Cette réprobation avait déjà été prononcée par Sylvius de Le Boé,
Sydenham, Saccharus. De nos jours, M. Velpeau (*Nouveaux éléments
de médecine opératoire*, t. II, p. 404) dit, en parlant du volvulus,
que de telles ressources pourraient être suivies de succès, mais qu'il
n'est personne qui ne soit effrayé de leur emploi dans l'étranglement
interne proprement dit ; que, pour son compte, il n'oserait pas en
faire usage.

Que veut-on, en effet, que puisse faire un corps pesant n'agissant
que par son poids contre une cicatrice intestinale qui rétrécit le calibre de l'intestin, une invagination, ou bien un étranglement par

bride? Il est évident qu'une telle thérapeutique doit être impuissante. Si l'invagination est descendante, le mercure ou les balles avalées, agissant par leurs poids, ne peuvent que l'augmenter. Si elle est ascendante, l'introduction possible de la balle dans le boudin de l'invagination peut compléter une obstruction qui n'était encore qu'incomplète et aggraver ainsi les accidents; il en serait de même dans le cas de cicatrice ou de brides. Comme, en outre, l'inflammation ne tarde pas à compliquer tout obstacle au cours des matières, le ramollissement des parois intestinales, qui en résulte, doit faire craindre leur perforation par le corps pesant.

Comme on le voit, l'emploi des corps pesants constitue une médication empirique qu'il importe aujourd'hui de laisser dans l'oubli. Le docteur Hanius (*Hufelands journal*, n° de février 1836), cherchant aussi à démontrer l'inefficacité du mercure dans les cas d'étranglement interne, établit qu'il n'agit même pas par son propre poids; il pense qu'il séjourne dans l'estomac, et ne passe que par parcelles dans l'intestin : même, dit-il, en supposant son accumulation possible, les nombreuses courbures des anses intestinales ne lui permettraient pas de les parcourir, en vertu des seules lois de la pesanteur; il croit, en outre, que le mercure se divise en globules qui s'attachent aux parois intestinales.

2° *Moyens médicaux introduits par l'anus.*

Ces moyens sont au nombre de quatre, et presque tous sont exclusivement dirigés vers une seule forme de l'étranglement interne, l'invagination intestinale ; ils sont impuissants pour les autres formes. Je les indiquerai brièvement, car ils ne méritent qu'une médiocre confiance; leur mode d'action, comme pour ceux introduits par la bouche, est multiple ; ils peuvent provoquer des mouvements de l'intestin ou bien agir mécaniquement quelquefois ; mais certains auteurs ont pensé qu'ils pouvaient réunir les deux actions. Ces moyens sont : A. *l'insufflation d'air* ; B. *des injections liquides* ; C. *l'introduction de bougies* ; D. *le galvanisme.*

A. *Insufflation d'air.* — L'insufflation d'air par le rectum contre l'étranglement interne se perd dans l'origine des temps, car Hippocrate (liber III, *De Morbis*) en fait mention. Il faut arriver jusqu'à notre siècle pour constater des résultats heureux par cette médication. Le docteur Wood (*Arch. gén. de méd.*, 2ᵉ série, t. XII, p. 240) en rapporte un exemple remarquable; mais l'interprétation qu'il donne de l'action de l'air ne me paraît point admissible. M. Wood dit que par ce moyen (*c'est-à-dire en insufflant avec une certaine énergie de l'air par l'anus*) on guérira presque toujours les invaginations de bas en haut, car la portion contenante étant dilatée artificiellement, la portion invaginée doit avoir une grande facilité pour se dégager. Le résultat de M. Wood est trop complet pour qu'on puisse le mettre en doute; mais l'interprétation qu'il donne du mécanisme de l'action de l'air me paraît plus que douteuse.

Nous avons vu que le cylindre externe, le seul qui puisse être dilaté par l'air, est sans action sur l'étranglement, qui s'effectue au contraire par le collier de l'invagination et consécutivement par le cylindre moyen. La dilatation du cylindre externe, en la supposant possible, car il faut encore admettre, si l'invagination siège sur l'intestin grêle, que l'air ait pu franchir la valvule iléo-cœcale, a donc un rôle peu actif dans la désinvagination d'une partie d'intestin. On peut admettre cependant, jusqu'à un certain point, que l'air, poussé avec force, puisse refouler le boudin de l'invagination, s'opposer aux progrès de la maladie, et provoquer peut-être des mouvements antipéristaltiques de l'intestin; ils me paraissent plus puissants pour dénouer cette redoutable affection que la dilation du cylindre externe. M. Mitchel (*Gaz. méd. de Paris*, 1838, p. 918) a publié un cas de guérison analogue à celui de M. Wood; ce sont les deux seuls qui soient arrivés à ma connaissance par l'emploi de l'air. C'est probablement en vue de solliciter des mouvements énergiques de l'intestin, que certains médecins ont proposer d'insuffler au lieu d'air pur, un air fortement chargé de fumée de tabac. M. Savopoulo (*thèse* déjà citée), dit que M. Goignoux, médecin à la Tour-d'Auvergne, a fait récemment une communication à l'Académie impériale de médecine sur ce sujet, et il rapporte dans sa thèse l'observation que M. Goignoux lui a adressée. Les détails de l'observation montrent en effet que, chez cet individu, âgé de 45 ans, il existait très-probablement un étranglement interne, car le malade avait vomi des matières fécales, et la lésion céda immédiatement après *l'emploi du médicament.*

B. *Injections.*—Les grands lavements, mais surtout les lavements de tabac, ont été préconisés en Angleterre contre l'étranglement interne; l'action de ces derniers s'explique facilement par le mécanisme que j'ai indiqué à l'occasion de l'insufflation de l'air. C'est surtout en provoquant des contractions intestinales inverses à celles qui ont produit l'invagination, que l'on peut espérer la dénouer. Les lavements de décoction de tabac, à cause des contractions vives qu'ils provoquent dans l'intestin, ont quelquefois été suffisants pour faciliter la réduction d'une hernie étranglée; par la même raison on comprend qu'ils puissent être un excellent moyen à employer contre les étranglements internes par brides. Mais il sont contr'indiqués dans les rétrécissements de l'intestin consécutifs à une cicatrice, ou bien dans ceux qui sont produits par la présence d'un corps étranger. Les purgatifs, dans ces deux derniers cas, ont une action mieux indiquée.

Quelques auteurs, au lieu d'employer par l'anus, sous forme de lavement, des injections médicamenteuses, ont proposé contre l'étranglement interne des injections forcées d'une grande quantité d'eau ; mais les inconvénients que j'ai attribués aux injections d'air me paraissent se reproduire ici et avec plus de force, si cela est possible ; ces injections constituent une thérapeutique désespérée, à laquelle on ne peut avoir qu'une médiocre confiance. Les grands lavements auraient été conseillés d'abord, mais sans succès par Monro ; ils auraient cependant réussi à Bonati (*Gaz. méd. de Paris*, 1855, p. 7), mais associés au mercure. Cette association de grands lavements avec le mercure métallique, pris coup sur coup, a réussi également à MM. Bergeron et Ferrand (*Gaz. des hôpit.*, 1858, p. 568), chez un enfant de dix ans qui présentait tous les symptômes d'un étranglement interne grave ; comme il n'y avait point de péritonite évidente, on pensait qu'il existait un obstacle causé par un amas de matières fécales durcies. M. Bergeron, après plusieurs purgatifs sans résultat, conseilla l'emploi de quatre-vingts grammes de mercure, qui furent avalés d'un trait, en même temps qu'on injectait par l'anus, avec l'irrigateur du docteur Eguisier, des lavements abondants. Cette médication fut suivie du plus heureux succès.

C. *Bougies.* — L'introduction par l'anus de corps étrangers, en vue de faire cesser un étranglement interne, est une idée qui ne mérite pas une discussion sérieuse ; dans aucune des variétés d'étranglement interne que j'ai décrites, ce moyen ne me paraît devoir réussir, et, à l'inverse des précédents, son emploi peut offrir des dangers sérieux. La seule circonstance peut-être dans laquelle l'introduction d'une bougie dilatatrice pût avoir chance d'apporter quelques soulagements aux malades, ce serait dans les cas de rétrécissements dits spontanés, dont le siége est au niveau de l'iliaque. Mais même alors, en raison des difficultés d'introduction du corps dilatateur dans le rétrécissement, la bougie ne serait qu'un moyen palliatif, puisqu'elle ne s'adresse point à la cause même de la lésion, mais bien à un de ses effets.

D. *Galvanisme.* — Ce moyen, proposé par M. Leroy d'Etiolles (*Arch. gén. de méd.*, 1826, t. III, p. 270), et employé sans succès par son inventeur, puisque le malade a succombé, s'adresse aux invaginations intestinales et aux étranglements internes par brides. Son mode d'action, comme l'insufflation de l'air, de tabac, etc., a pour but de provoquer des contractions intestinales; mais c'est aujourd'hui un moyen complétement abandonné et qui ne mérite ici qu'une véritable mention.

2° *Traitement chirurgical.*

L'insuffisance, malheureusement trop démontrée, des moyens médicaux contre la plupart des étranglements internes, fait que les médecins sont le plus souvent, ou bien dans la triste nécessité de laisser mourir leurs malades sans pouvoir s'opposer à la marche des accidents, ou bien il faut qu'ils s'adressent à l'intervention chirurgicale, qui seule peut, dans ces cas, leur offrir une chance de salut. L'idée d'une opération à l'aide de laquelle on peut faire cesser l'étranglement est de date très-ancienne; mais la gravité de cette opération l'a fait proscrire par un grand nombre de chirurgiens, qui la regardaient comme aussi dangereuse que le mal auquel elle s'adressait, ce qui faisait que, même les plus hardis, n'osaient la pratiquer. Aussi de nos jours voit-on encore la plupart des malades atteints d'étranglement interne succomber sans que l'on ait osé ouvrir le ventre pour aller à la recherche de la lésion qui le produit. Afin d'apprécier d'une manière aussi exacte que possible la valeur de l'intervention chirurgicale dans les faits rebelles d'étranglement interne, il m'a paru important d'indiquer, avec les résultats, les cas dans lesquels la chirurgie est intervenue. Ces cas sont aujourd'hui assez nombreux pour avoir une certaine autorité, et permettre de juger une des questions les plus délicates de la chirurgie. Je commencerai cet article par la classification des procédés et par l'indication des faits ; ensuite je terminerai par leur appréciation.

1° *Classification des procédés opératoires, et analyse des faits connus d'intervention chirurgicale dans les cas d'étranglement interne.*

L'opération la plus anciennement proposée contre l'étranglement interne est la *gastrotomie*. Cette opération consiste à ouvrir la cavité abdominale pour aller à la recherche de la portion d'intestin qui est le siége de la lésion. Mais la gastrotomie simple, telle que je viens de la définir, ne peut suffire à toutes les variétés d'étranglement interne que nous avons décrites dans ce travail ; elle s'applique plus spécialement à l'invagination, lorsqu'il est encore possible, en saisissant les deux bouts de l'intestin et en les tirant en sens inverse, de les désinvaginer. Cette opération s'applique encore à certaines variétés d'étranglement par brides, lorsque l'intestin n'est pas trop fortement serré et qu'il peut être dégagé; dans le cas contraire, le chirurgien coupe la bride, ce qui est le plus prudent. Mais, dans les cas d'obstruction intestinale par corps étranger ou de rétrécissement par suite de cicatrices, qu'elles surviennent à la suite de tubercules ulcérés, de section des tuniques de l'intestin, ou bien qu'elles soient le résultat d'une oblitération spontanée de nature inconnue, comme celles que j'ai décrites au niveau de la fin de l'S iliaque, ou bien cancéreuses, la gastrotomie simple est insuffisante. Alors, en même temps qu'il ouvre le ventre, il faut que le chirurgien porte son intervention jusque sur l'intestin et qu'il pratique alors la *gastro-entérotomie*, c'est-à-dire, qu'il incise le rétrécissement, ou bien qu'il pratique au-dessus un anus contre nature, suivant la variété d'étranglement interne. Lorsque le chirurgien sera dans l'intention d'intervenir, il devra donc pratiquer, soit la *gastrotomie* simple, soit la *gastro-entérotomie*. A l'inverse de la plupart des auteurs qui m'ont précédé, je chercherai à distinguer l'un de l'autre ces deux grands procédés opératoires; d'abord parce qu'ils ne s'adressent pas au même cas, et ensuite parce que, sous le point de vue de la gravité, comme cela résultera des faits, il serait souverainement injuste de les confondre.

A. *Gastrotomie.* — Cœlius Aurelianus rapporte à Praxagoras, qui vivait environ 550 ans avant l'ère chrétienne, la première idée de la gastrotomie; ce chirurgien voulait que l'on fît une incision au ventre et même au boyau pour en faire sortir l'excrément et qu'on le recousît ensuite. Haller et plus tard Hévin (*Mém. de l'Acad. de chir.*, t. IV, p. 205) ont pensé que Praxagoras n'avait point décrit la gastrotomie, mais que le passage cité se rapportait plus spécialement à l'opération de la hernie étranglée. Cette dernière manière de voir est généralement partagée aujourd'hui par les chirurgiens.

Il faut arriver jusqu'en 1672 pour trouver une indication formelle de la gastrotomie dans le volvulus, et c'est à Paul Barbette que la science en est redevable. Cet auteur s'exprime ainsi (*OEuvres chirurgicales et anatomiques* de Paul Barbette, imprimées en françois à Genève, 1674, p. 524) : « *Les intestins qui ont diverses sortes de* « *mouvements, comme les vers, entrent quelquefois et s'emboîtent* « *l'un dans l'autre, principalement quand il y a une douleur vio-* « *lente, à cause de quoy les excréments du bas-ventre ne trouvent* « *pas leur issue. On appelle cette sorte de douleur* ILIAQUE *ou* « MISERERE MEI. *Quand les expédients ordinaires n'ont point* « *d'effet, on peut appliquer une grande ventouse sans scarification,* « *à diverses fois sur la partie affligée, l'ôtant par intervalles. Ne* « *vaudroit-il pas possible de mieux, après avoir fait une dissec-*

« *tion des muscles et du péritoine, et ce par le moyen des doigts,*
« *tirer le boyau engagé que de laisser le patient dans un manifeste*
« *danger de la vie?* » Mais il ne paraît point que Barbette ait pratiqué cette opération.

La première opération de gastrotomie, faite pour un étranglement
interne et avec succès, est rapportée d'après Bonnet (*Sepulchretum
anatomicum;* liber III, section 14, p. 228) à un jeune chirurgien
qui avait longtemps suivi les armées, et elle a été pratiquée sur la baronne de Lanti. Bonnet, qui est très-explicite dans son texte, s'exprime ainsi : « Illustr. baronissa a Lanti propè castilionem ad Sequa-
nam in Burgundiæ ducatu, iliaco affectu laborans, pro deplorata
habebatur. Offert se chirurgus, diu castra secutus, qui salutem
certam pollicetur, modo nobilis ægræ sectioni in abdomine faciendæ
se submittat. Concessam aggreditur chirurgus, multisque adductis et
evolutis intestinis, antequam convolutio et contortuplicatio appareret,
eam nactus explicat, et nodos dissolvit, post modum sedi restituit ;
hinc gastroraphia facta, etc. »

Mais comme l'opération avait été racontée à Bonnet par un homme
étranger à l'art de guérir, le R. P. Pinault, prêtre de Genève, Hévin
et Haller ont pensé que ce n'était point la gastrotomie qu'avait pratiquée ce jeune chirurgien cité par Bonnet, mais qu'il avait fait, comme
Praxagoras, une opération de hernie étranglée. On comprend qu'à
posteriori il me soit difficile de porter une opinion exacte sur l'opération pratiquée à la baronne de Lanti ; mais si Bonnet l'a rapportée avec
la précision qui existe dans le texte que je viens de transcrire, je serais
tenté de croire, avec plusieurs chirurgiens qui ont rappelé ce fait, que
Hévin et Haller sont peut-être allées trop loin dans leur appréciation
de ce cas intéressant, d'autant plus que le narrateur de l'opération,
homme éclairé par la nature de ces travaux, avait eu des raisons
majeures pour en suivre avec soin tous les détails.

Une autre opération de gastrotomie pratiquée avec succès est due
à Nuck ; elle est rapportée, d'après Oosterdykius-Schachts, par Velse
(*De mutuo intestinorum ingressu*) et Haller (*Disput. anat.*). Il s'agissait d'une dame atteinte d'une invagination intestinale. Nuck fit une ouverture au côté gauche du ventre, à quatre travers de doigts de
l'ombilic, en descendant obliquement vers les parties inférieures et
postérieures. Le volvulus se trouva au niveau de la plaie, l'obstacle
fut levé, l'intestin réduit dans l'abdomen ; il n'y eut pas d'accidents
consécutifs, et la malade vécut près de 25 ans après. L'authenticité
de ce fait ne peut laisser aucun doute ; il est accepté par Hévin, ce qui
ne l'empêche pas, dans son mémoire, de frapper la gastrotomie d'ana-
thème.

Il faut ensuite arriver jusqu'en 1817 pour constater un nouveau cas de gastrotomie ; elle fut pratiquée, sans succès, par Dupuytren (*Leçons orales de clinique chir.*, t. III, p. 650), sur l'invitation de Récamier. Une incision partant de l'ombilic et prolongée environ 3 pouces 1/2 au-dessous permit à Dupuytren de pénétrer dans la cavité abdominale sans que les intestins s'engageassent par cette ouverture, retenus qu'ils étaient par des adhérences, suite de péritonite. L'habile chirurgien de l'Hôtel-Dieu n'ayant pu arriver sur le siége de l'étranglement, qui était produit par une bride de l'épiploon, à cause de l'état déplorable du malade, qui succomba quelque temps après, crut ne pas devoir prolonger ces recherches. Plus tard, en 1843, le docteur Forcke aurait réussi dans un cas de gastrotomie pratiquée pour une invagination; mais il m'a été impossible de consulter l'observation, ce que je regrette vivement.

A une époque plus rapprochée de nous, une autre opération de gastrotomie aurait été pratiquée en 1848 par M. Golding Bird, médecin de l'hôpital de Guy, assisté de M. Hilton (*Union méd.*, t. II, p. 6), sur un jeune homme de 25 ans. L'incision des parois abdominales s'étendait sur la ligne médiane, depuis l'ombilic jusqu'à un pouce de la symphyse pubienne. M. Hilton finit par découvrir, du côté droit, 6 ou 7 pouces d'intestin grêle qui étaient étranglés à travers une ouverture annulaire en partie formée par une autre portion de l'intestin grêle et par quelques adhérences anciennes avec les os du bassin, au niveau des vaisseaux iliaques externes. A l'aide de douces tractions, il finit par dégager l'intestin, la plaie abdominale fut ensuite fermée avec plusieurs points de suture ; mais le malade succomba neuf heures après.

B. *Gastro-entérotomie.* — Je procéderai pour l'examen de cette opération de la même manière que pour la gastrotomie.

La gastro-entérotomie elle-même compte deux procédés bien différents, qu'il me paraît important d'examiner séparément. Dans un premier, après avoir pratiqué la gastrotomie, c'est-à-dire l'ouverture de la cavité abdominale, le chirurgien va à la recherche de l'intestin qui est le siége de l'obstruction, il l'incise dans le point le plus rapproché de la lésion. Dans le second procédé, ne tenant, au point de vue de l'opération en elle-même, aucun compte du siége de l'obstacle au cours des matières, après avoir incisé les parois abdominales, le chirurgien pratique, dans un point déterminé à l'avance, dans l'aine ou la région lombaire, une incision à l'intestin, qu'il attire et fixe au dehors. Je donnerai au premier procédé le nom de *gastro-entérotomie*, et au second le nom d'*entérotomie*, quoique dans les deux cas il y ait établissement d'un anus contre-nature temporaire ou définitif.

1° *Gastro-entérotomie.* La gastro-entérotomie contre l'étranglement interne est surtout indiquée lorsque l'obstacle au cours des matières résulte d'un rétrécissement cicatriciel ou organique. Dans les cas d'invagination, à moins d'altération profonde des parois de l'intestin, la gastrotomie simple doit toujours être préférée. Littre, en 1710, dans un cas d'imperforation du rectum, présenté à l'Académie de chirurgie, proposa, pour remédier à cette anomalie de développement, la création d'un anus artificiel. Ce ne fut que quarante-sept ans après cette belle idée que Louis, en 1757, dans son remarquable mémoire sur les hernies avec gangrène (troisième volume des *Mémoires de l'Académie de chirurgie*, p. 145), proposa d'appliquer la même opération à l'intestin grêle dans les cas de rétrécissement consécutif à l'étranglement herniaire; mais il n'eut pas l'occasion de la pratiquer. En 1787, Renault, maître en chirurgie à l'hôpital de Joinville, en Champagne, pratiqua avec succès cette opération sur l'homme (*Travail couronné par l'Académie de chirurgie*), ce qui n'empêcha point cette opération d'être oubliée.

En 1825, le docteur Fuschsius (*Arch. gén. de méd.*, t. IX, p. 16) pratiqua la gastrotomie avec plein succès pour un cas remarquable d'invagination. Un jeune homme de 28 ans avait été pris subitement de douleurs très-aiguës dans la région ombilicale, avec constipation opiniâtre et vomissements de matières muqueuses. M. Fuschsius, ayant constaté dans la région du colon transverse l'existence d'une tumeur, le douzième jour des accidents d'étranglement interne, pratiqua la gastro-entérotomie. Une incision de 8 pouces de long fut faite au niveau de l'ombilic et au côté droit de l'abdomen; l'opérateur tomba sur l'anse invaginée; il ouvrit l'intestin pour donner issue aux matières, après quoi il désinvagina environ deux pieds de longueur de l'intestin. La suture du pelletier fut pratiquée sur l'intestin, la plaie de l'abdomen recousue, et le malade était guéri le quinzième jour.

M. Monod (*Arch. gén. de méd.*, 1858, 5e série, t. II, p. 465), dans un cas d'étranglement interne produit par une tumeur cancéreuse du cœcum, pratiqua la gastro-entérotomie; il ouvrit l'iléon à huit ou neuf pouces de son extrémité inférieure et donna ainsi issue aux matières, en établissant un anus contre nature; la malade succomba assez rapidement à des accidents de péritonite.

En 1844, M. Maisonneuve (*Arch. gén. de méd.*, 4e série, t. VII, p. 448) décrivit l'opération dont il est ici question, sous le nom d'*entérotomie*, et il présenta à cette occasion un *Mémoire à l'Académie des sciences*, dans la séance du 2 décembre. Ce chirurgien distingua même deux méthodes importantes : la première avait pour but l'établissement d'un anus artificiel; le résultat était donc le même que dans le cas précédemment rappelé. La seconde consistait, après l'ouverture de la cavité abdominale, dans l'anastomose de deux anses intestinales, l'une située au-dessus, l'autre au-dessous du rétrécissement, qui se trouvait ainsi supprimé. M. Maisonneuve, dans son travail, a exposé avec soin les règles de la première méthode, pour laquelle je renvoie à son mémoire. Au mois de septembre de la même année (*Arch. gén. de méd.*, t. VI, p. 174), ce chirurgien avait pratiqué avec succès la première méthode pour un étranglement interne de l'intestin grêle qui avait succédé à une opération de hernie inguinale étranglée, chez une femme. La seconde méthode, l'anastomose des deux bouts de l'intestin, ne fut point pratiquée par M. Maisonneuve, elle resta entre les mains de son auteur à l'état de théorie pure ; mais, quoique plus grave que la première, on conçoit que cette opération puisse être suivie de succès, et nous verrons plus loin qu'elle a réussi entre les mains de M. Reali, d'Orvieto.

Le 12 mai 1849 (*Thèse* de M. Vassor, 1852, p. 38), M. Nélaton pratiqua la *gastro-entérotomie* sur un jeune homme de seize ans qui, à la suite d'une opération de hernie étranglée, vit persister les symptômes d'étranglement ; ce chirurgien établit un anus contre nature qui se ferma assez rapidement. Deux ans plus tard, M. Nélaton (*Union méd.*, 1851, p. 344) eut l'occasion de pratiquer de nouveau cette opération à l'Hôtel-Dieu, dans le service de M. Chomel ; mais cette fois le malade succomba. A l'autopsie on trouva que la portion d'intestin grêle incisée était située près de l'étranglement interne, lequel avait lui-même son siége tout auprès du cœcum ; une anse de la partie inférieure de l'iléon avait passé à travers une déchirure du mésentère.

James Luke, chirurgien à l'hôpital de Londres (*Union méd.*, 23 septembre 1851), fut appelé auprès d'un homme de soixante ans chez lequel on avait diagnostiqué une obstruction de la courbure sygmoïde du colon. Une incision fut faite aux parois abdominales dans l'aine droite ; l'intestin ouvert donna issue aux matières accumulées dans sa cavité, et après un certain temps, pendant lequel l'anus contre nature donna lieu à des symptômes assez insolites, le malade guérit.

M. Malgaigne (*Revue médico-chirurgicale*, 1851, p. 42) a publié un *cas de gastro-entérotomie*, pratiqué dans les circonstances suivantes. Un individu, après avoir avalé beaucoup de cerises avec leurs noyaux, fut pris d'accidents d'étranglement interne, et M. Reali, d'Orvieto, se décida à faire la gastrotomie. Une incision fut pratiquée sur la ligne blanche, la tumeur était formée par la dernière portion de l'intestin grêle; les adhérences qu'elle avait contractées avec les parois abdominales l'empêchaient d'être attirée à la plaie. Il existait un étranglement d'une anse par une autre anse qui l'entourait ; comme le nœud ne pouvait être dénoué, le chirurgien le trancha ; la suture intestinale fut ensuite pratiquée et le tout réduit dans l'abdomen. Le jour même, des vents furent rendus par l'anus; le lendemain, il y eut une selle mêlée d'une grande quantité de noyaux de cerises, et la guérison du malade, après bien des accidents, fut complète au bout de six mois.

2° *Entérotomie.* — L'entérotomie, telle que je l'ai définie, se pratique par la méthode de Littre ou de Callisen, modifiée par Amussat. Mais cette opération, ainsi restreinte, ne se pratiquant que sur le gros intestin, n'est applicable qu'à certains cas d'étranglement interne dont le siége est situé, par conséquent, très-bas. Aussi, dans les cas nombreux où elle a été employée aujourd'hui, s'est-on proposé plutôt de remédier à une lésion congénitale, à un vice de développement, qu'à un véritable étranglement interne, ce qui me dispensera d'en parler plus longuement et de résumer les cas dans lesquelles elle a été pratiqué ; en le faisant je sortirais des limites qui ont été imposées à la question que je suis chargé de traiter.

Appréciation des faits d'intervention chirurgicale dans les cas d'étranglement interne. — J'aurais pu également intituler ce paragraphe : Indications et contr'indications chirurgicales dans l'étranglement interne. Mais cela aurait peut-être pu, avec quelque raison, paraître prétentieux. J'ai préféré discuter la valeur relative de chaque procédé pour les diverses variétés d'étranglement interne. Je crois que je me renferme ainsi beaucoup mieux dans l'esprit de la question.

Je constaterai tout d'abord que, si le chirurgien est appelé à temps, il ne doit point rester simple expectateur dans les cas d'étranglement interne, qu'il doit intervenir chaque fois que les moyens médicaux ont échoué et que leur insuffisance est nettement démontrée. Je suis autorisé à émettre cette proposition par les résultats précédents. En effet, sur 12 cas d'intervention chirurgicale que j'ai rapportés, huit fois l'art a tiré le malade d'une mort à peu près certaine. Ces douze observations se résument ainsi, relativement aux procédés opératoires : quatre fois seulement la gastrotomie simple a été pratiquée, et deux fois avec succès, si l'on comprend dans ce chiffre, comme il me paraît que cela doit être, le fait relatif à la baronne de Lanti et rapporté par Bonnet ; le second cas de succès est dû à Nuck. Les deux revers sont dus, l'un à Dupuytren, l'autre à Golding Bird. Le fait de Dupuytren peut à peine figurer comme un cas de gastrotomie, puisqu'après l'ouverture du ventre ce chirurgien, malgré son habileté si connue, ne put trouver l'étranglement et qu'il fut obligé de laisser mourir son malade avec une opération incomplète.

La gastro-entérotomie a été pratiquée huit fois, sept fois par l'établissement d'un anus artificiel, et on compte cinq succès, qui sont dus à MM. Renault, Fuschsius, Maisonneuve, Nélaton et Luke ; les deux revers sont dus, l'un à M. Monod, l'autre à M. Nélaton. La gastro-entérotomie avec section de l'étranglement interne qui a été retranché et suture des parois intestinales a obtenu un succès éclatant entre les mains de M. Reali d'Orvieto. Ces faits, que j'ai cru devoir grouper ici après les avoir discutés plus en détail précédemment, me paraissent assez éloquents pour obliger le chirurgien à intervenir à une certaine période de l'étranglement interne, faute de quoi le malade serait voué à une mort certaine ; il faut au moins lui offrir la dernière chance de salut qui lui reste.

Mais une question plus délicate se présente ici. Quelle est celle des deux méthodes opératoires que le chirurgien devra employer? Conviennent-elles toutes les deux également à toutes les formes d'étranglement interne? Avec le petit nombre d'observations que j'ai pu trouver dans la science, la solution définitive d'une pareille question à l'aide des faits est à peu près impossible; c'est donc plutôt au raisonnement qu'il faut s'adresser. L'on constate tout d'abord que la gravité comme opération chirurgicale de la gastrotomie et de l'entérotomie ne doit pas être la même; la dernière, qui nécessite l'ouverture de l'intestin, quelquefois même la résection de la partie rétrécie, me paraît beaucoup plus grave, plus sérieuse encore, si cela est possible, que la gastrotomie simple, qui expose cependant encore sérieusement aux accidents du péritonite.

Les deux méthodes opératoires ne conviennent pas également à tous les cas d'étranglement interne; il en est qui réclament plus spécialement l'une d'elles, d'autres pour lesquelles elles sont toutes deux praticables; mais il faut tenir compte, pour la préférence à donner, de leur différence de gravité. La gastrotomie simple est spécialement applicable à l'invagination, quel que soit son siége; à certaines formes d'étranglement par brides, lorsqu'il est possible de lever l'étranglement. La gastro-entérotomie est, au contraire, applicable aux rétrécissements cicatriciels, quel que soit leur siége, soit que le chirurgien ouvre l'intestin au-dessus ou qu'il emporte le rétrécissement en suturant les deux bouts, comme l'a pratiqué Reali d'Orvieto. Mais, au moment d'entreprendre l'opération, il ne sera pas toujours possible au chirurgien, à cause de la difficulté du diagnostic, de préciser à laquelle des deux méthodes il s'arrêtera. S'il se propose la gastrotomie et qu'il trouve un rétrécissement cicatriciel ou un intestin profondément altéré, il devra avoir recours à la gastro-entérotomie; même dans ce cas, lorsqu'il existe une bride, le chirurgien devra l'inciser, car s'il se contentait d'établir un anus contre nature, il serait à craindre que la violence de l'étranglement fût capable de déterminer une vive inflammation qui compromettrait le résultat de l'opération. La gastrotomie est une opération dans laquelle il existe un imprévu immense, qui doit être laissé à l'appréciation de l'opérateur.

Ce sont donc les faits, et nullement un raisonnement *à priori*, qui m'ont engagé à me prononcer en faveur de l'intervention chirurgicale dans l'étranglement interne; c'est pour cela qu'il était important, après avoir étudié les observations, de les grouper, car l'opinion des praticiens, même les plus éminents, est loin d'avoir toujours été conforme à celle que j'émets ici, ce qui m'obligeait par conséquent à la motiver.

Sans parler de l'*entérotomie*, que j'ai cru devoir seulement mentionner, parce qu'elle est à peu près inutile dans l'étranglement interne, puisqu'elle est exclusivement réservée pour les lésions du gros intestin, nous allons voir que d'appréciations diverses ont été proposées pour la gastrotomie.

Fréd. Hoffmann (*Dissertatio de pass. iliac.*, § 27), qui conseille cette opération contre le volvulus, engage à la faire avant le développement de la péritonite; c'est aussi l'avis de Félix Platner. Cette indication signalée par Hoffmann est d'une grande importance; car si le chirurgien ne doit point mettre trop de précipitation dans sa décision, il importe aussi qu'il opère avant le développement d'accidents qui seuls entraînent presque toujours la mort, et sont la complication grave de la gastrotomie. L'application de cette heureuse méthode dans les hernies a donné, entre les mains de quelques chirurgiens, des résultats inespérés, qui doivent être pris en considération quand il s'agit d'une opération de gastrotomie.

G. Otton (*Prax. méd.* part. II, p. 13), qui est pour la temporisation, reconnaît cependant qu'il est à craindre que les forces des malades ne soient plus suffisantes, ou bien que les intestins aient contracté quelque altération gangréneuse, etc.

Je signalerai encore, comme adversaires de la gastrotomie, Saviard, Van-Swieten, Scacherus. Mensching (*Thèse inaug.*, 30 septembre 1756), après avoir examiné les causes d'incertitude du diagnostic du volvulus, dit qu'il ne se trouvera point de praticien assez peu scrupuleux pour aller recourir à une opération qui exposerait au danger le plus évident. La meilleure réponse que je puisse faire à une pareille argumentation, qui a encore quelque tendance à se reproduire aujourd'hui, c'est de renvoyer aux faits cités plus haut.

Hévin (*Mém.*, p. 215) partage l'opinion de Mensching pour le volvulus, et il rapporte, à l'appui de cette manière de voir, plusieurs observations dans lesquelles la gastrotomie n'était point praticable, Le seul fait qu'il lui considère comme favorable est celui observé par Braillet (page 231); il existait un rétrécissement fibreux du jéjunum. Plus loin, lorsqu'il examine l'étranglement interne par une bride (p. 235), il dit : « C'est dans ce cas, s'il était possible de le discerner, que la gastrotomie pourrait être avantageusement employée, car elle est le seul moyen efficace. » Mais il ajoute que malheureusement on ne peut distinguer par aucun signe cette cause qu'il qualifie à tort d'extraordinaire, la plus rare de toutes celles qui peuvent produire la passion iliaque, et il cite les faits de Moscati, de Duvigneau, Lafaye et Maille.

C'est donc à tort que l'on considère généralement Hévin comme l'adversaire de la gastrotomie dans les étranglemeuts internes ; il a seulement cherché à distinguer les cas où, d'après lui, elle était possible, et dans un mémoire posthume publié en 1839, par M. Dezeimeris, il conclut de nouveau, avec une certaine réserve, à la gastrotomie, quand le cas est désespéré. Cette dernière condition est peut-être un tort, car il faut craindre alors la complication de péritonite préexistante.

En France, des opinions bien diverses se sont produites relativement à la gastrotomie. Maunoury, dans sa thèse, l'admet pour certains cas, il la rejette pour d'autres ; il croit qu'en cas d'insuffisance l'on trouverait une seconde ressource dans l'entérotomie, ou l'établissement d'un anus artificiel, et je pense qu'il désigne ici sous le nom d'entérotomie l'opération que j'ai désignée sous le nom de *gastro-entérotomie*. MM. Bonnet et Jobert de Lamballe partagent la même opinion. Breschet (*Dict. des sciences méd.*, t. XVII) émet sur la gastrotomie une opinion qui me paraît mériter une mention spéciale. Confiée, dit-il, à des mains habiles, cette opération n'offre pas plus de dangers que toutes celles que l'on entreprend journellement sur diverses parties du corps, et présente, autant qu'elles toutes, des chances de succès. En effet, l'opération césarienne n'est certainement pas moins grave que la gastrotomie, et cependant, en province, si le succès n'est pas la règle, il est assez ordinaire. Ce qu'il faut avant tout éviter, c'est d'opérer lorsque la péritonite est déjà développée.

Cette manière de voir, que j'adopte en partie, ne peut cependant me permettre d'accepter dans son entier l'opinion de Rokitansky, qui rejette toute espèce de médicament et propose le bistouri comme le seul moyen de sauver le malade ; ni celle du docteur Pfeiffer, qui, dans sa thèse, formule dans trois conclusions que la gastrotomie est la seule ressource dans le volvulus, que cette opération n'est difficile ni grave.

Plutôt que de discuter toutes ces opinions diver.es, je renvoie aux faits rapportés dans ce travail, qui mieux que moi peuvent éclairer le chirurgien.